Dietmar Sailer, Hans Schweiger

Der diabetische Fuß

– ein Bildatlas –

Informationen zur Diagnostik, Therapie und Prävention

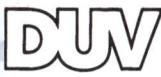
Springer Fachmedien Wiesbaden GmbH

Die Deutsche Bibliothek – CIP-Einheitsaufnahme

Sailer, Dietmar:
Der diabetische Fuß : ein Bildatlas / D. Sailer und H. Schweiger.-
Wiesbaden : DUV, Dt. Univ.-Verl., 1999
(DUV : Medizin)

Prof. Dr. med. Dietmar Sailer
Diabeteszentrum und Gefäßzentrum
der Herz- und Gefäßklinik GmbH
Salzburger Leite 1
97616 Bad Neustadt/Saale

Prof. Dr. Hans Schweiger
Gefäßchirurgische Klinik
der Herz- und Gefäßklinik GmbH
Salzburger Leite 1
97616 Bad Neustadt/Saale

Alle Rechte vorbehalten.
© Springer Fachmedien Wiesbaden 1999
Ursprünglich erschienen bei Deutscher Universitäts-Verlag GmbH, Wiesbaden 1999.

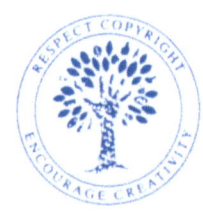

Das Werk einschließlich aller seiner Teile ist urheberrechtlich geschützt.
Jede Verwertung außerhalb der engen Grenzen des Urheberrechtsgesetzes
ist ohne Zustimmung des Verlages unzulässig und strafbar.
Das gilt insbesondere für Vervielfältigungen, Übersetzungen, Mikroverfilmungen
und die Einspeicherung und Verarbeitung in elektronischen Systemen.

http://www.duv.de

Herstellung: Gütersloher Druckservice GmbH, Gütersloh
Gedruckt auf säurefreiem Papier

ISBN 978-3-8244-2122-0   ISBN 978-3-663-14652-0 (eBook)
DOI 10.1007/978-3-663-14652-0

Inhalt

Vorwort 4

1. Der diabetische Fuß 5

1.1 Prävalenz und sozioökonomische Bedeutung 5
1.2 Erklärung von St. Vincent 5
1.3 Pathogenese 5
1.3.1 Periphere arterielle Verschlußkrankheit 6
1.3.2 Die distal-symmetrische, sensomotorische und autonome Neuropathie 7
1.3.3 Auslösende Faktoren 7

2. Diagnostik 8

2.1 Anamnese 8
2.2 Inspektion 8
2.3 Gefäßdiagnostik 9
2.3.1 Palpation der Beinpulse 9
2.3.2 Messung der Gehstrecke 9
2.3.3 Ratschowsche Lagerungsprobe 9
2.3.4 Apparative Gefäßdiagnostik 9
2.3.4.1 Dopplerdruckmessung in Ruhe 9
2.3.4.2 Dopplerdruckmessung nach Belastung 10
2.3.4.3 Duplex-Sonographie 10
2.3.4.4 Angiographie 11
2.4 Neurologische Diagnostik 11
2.4.1 Inspektion 11
2.4.2 Gangbild 11
2.4.3 Eigenreflexe 11
2.4.4 Temperaturempfindung 12
2.4.5 Vibrationsempfinden 12
2.4.6 Sudomotorikfunktion 12
2.4.7 Pedographie 12
2.4.8 Nervenleitgeschwindigkeit 12
2.5 Radiologische und nuklearmedizinische Verfahren .. 12
2.6 Blutchemische und bakteriologische Diagnostik 13

3. Therapie 14

3.1 Blutzuckereinstellung, Blutdruckeinstellung, Nikotinabstinenz 14
3.2 Antibiotische Therapie 15
3.3 Wundversorgung 15
3.3.1 Débridement 15
3.3.2 Infektionstherapie 16
3.3.3 Granulationsförderung 16
3.4 Druckentlastung 16
3.5 Gefäßrekonstruierende Maßnahmen 17
3.6 Amputation 17
3.6.1 Minoramputation 18
3.6.2 Majoramputation 18
3.7 Rehabilitation 18

4. Prävention 19

4.1 Stoffwechseleinstellung 19
4.2 Risikoreduktion (Rauchen, Lipide, Hypertonie) 19
4.3 Fußpflege 20
4.4 Antimykotische Prophylaxe und Therapie 20
4.5 Gefäßtraining 20
4.6 Richtiges Schuhwerk 21
4.7 Schulung 21
4.8 Kontrolluntersuchungen 21

Literatur 22

5. Bildteil 23

- Geringfügige Befunde 23
- Neuropathische Druckulzerationen 26
- Neuropathische Druckulzerationen mit Infektionen / Charcot-Fuß 29
- Mediasklerose 31
- Arterielle periphere Durchblutungsstörung 32
- Arterielle periphere Durchblutungsstörung mit Entzündung 36
- Embolie 39
- Falsche Behandlungen 40
- Operative Maßnahmen 41
- Orthopädische Schuhe 44

6. Vorbereitung und Behandlung von Wunden beim diabetischen Fuß 47

Vorwort

„Der diabetische Fuß - ein Bildatlas -" ist das Ergebnis der engen Zusammenarbeit zwischen dem Gefäßzentrum und dem Diabeteszentrum Bad Neustadt mit dem Ziel, vorhandenes Wissen, Behandlungsrichtlinien und vielfältige Erscheinungsbilder des diabetischen Fußes für Ärzte, Pflegepersonal und Beratungskräfte besser zugänglich zu machen. Ganz besonderer Wert wurde dabei auf die bildliche Darstellung gelegt. Somit kann und will dieses Büchlein kein Lehrbuch ersetzen, sondern es soll die Aufmerksamkeit auf eines der vernachlässigten Gebiete der Diabetologie lenken. Das diabetische Fußsyndrom ist diejenige Folgeerkrankung des Diabetes, die bei sachgerechtem Vorgehen am ehesten vermeidbar wäre. Nicht von ungefähr wurde in der St. Vincent-Deklaration bereits 1989 festgelegt, daß Fußamputationen innerhalb von 5 Jahren um die Hälfte zu reduzieren seien. Diese durchaus realistische Vorgabe wurde jedoch bei uns in Deutschland nicht erreicht. Ganz im Gegenteil, die Amputationsrate diabetischer Füße hat sogar zugenommen.

Ziel dieses Bildatlas soll sein, diesem für den Patienten so folgenschweren Krankheitsbild mehr Aufmerksamkeit zu schenken. Das gilt sowohl für die Prävention als auch für die richtige Wundversorgung und die rechtzeitige Einleitung von interventionellen Maßnahmen. Ein Großteil der Fußamputationen wäre dadurch mit Sicherheit vermeidbar und das schwer zu ertragende Schicksal mit Invalidität und Pflegebedürftigkeit abwendbar.

Besonderer Dank gilt der Firma Johnson & Johnson Medical, die dieses Vorhaben so großzügig und kooperativ unterstützte, und Herrn J. Weser, Gütersloh, für die redaktionelle Bearbeitung und für die vielen Anregungen.

Bad Neustadt, im Herbst 1998

Prof. Dr. D. Sailer
Diabeteszentrum und Gefäßzentrum

Prof. Dr. H. Schweiger
Gefäßchirurgische Klinik

1. Der diabetische Fuß

1.1 Prävalenz und sozioökonomische Bedeutung

Der diabetische Fuß ist eine der schwersten und am meisten vernachlässigten Folgeerkrankungen des Diabetes. In Deutschland kommt es pro Jahr zu ca. 36 000 Neuerkrankungen. Ca. 28 000 diabetische Füße müssen jährlich amputiert werden, wobei ca. 10 000 dieser Amputationen (häufig in Form einer Majoramputation) bei frühzeitiger und sachgerechter Behandlung vermeidbar wären. Insgesamt 75% aller traumatischen und nichttraumatischen Fußamputationen erfolgen bei Diabetikern, und somit muß man den Diabetes als häufigste Ursache von Fußamputationen bezeichnen.

Über die gesamte Lebensspanne gesehen, weisen Diabetiker ein 22fach höheres Amputationsrisiko auf als Nichtdiabetiker, in der Altersspanne zwischen 40 und 56 Jahren ist das Amputationsrisiko sogar 59mal so hoch und steigt im höheren Lebensalter noch weiter an [19].

Vor dem Hintergrund dieser Tatsachen ist es dringend notwendig, konsequent der Entstehung des diabetischen Fußes vorzubeugen, frühzeitig diese oft schmerzlose Erkrankung zu erkennen und kleinste Läsionen richtig und sachgerecht zu behandeln und entsprechende, ggf. auch interventionelle Therapiemaßnahmen einzuleiten.

Darüber hinaus spielen auch wirtschaftliche Aspekte eine gewichtige Rolle. So entfallen nach einer schwedischen Untersuchung 30% aller Kosten der Diabetestherapie auf die Behandlung des diabetischen Fußes. Entsprechende Untersuchungen fehlen für die Bundesrepublik Deutschland, aber unter der Annahme, daß die Behandlung des diabetischen Fußes Kosten von ca. 35 000,- DM verursacht, errechnet sich leicht ein Kostenvolumen von weit über 1 Mrd. DM pro Jahr. Schätzungen anderer Autoren liegen in derselben Größenordnung [7]. Hinzu kommen Kosten für Rehabilitiation und Kurzzeitpflege sowie die indirekten Kosten (Lohnersatzkosten, Berentung etc.). Da die Erkrankung des diabetischen Fußes meist im fortgeschrittenen Lebensalter auftritt und in diesem Lebensabschnitt eine vollständige Integration kaum mehr möglich ist, fallen zusätzliche Kosten für die Dauerpflege an. Somit hat der diabetische Fuß eine große sozioökonomische Bedeutung, und schon alleine aus diesem Grunde müssen konsequent alle präventiven Maßnahmen ergriffen werden. Leider wird die Prävention immer noch sträflich vernachlässigt und auch frühe therapeutische Interventionen unterbleiben häufig, so daß lange stationäre Aufenthalte notwendig werden.

1.2 Erklärung von St. Vincent

Bereits 1989 wurde von der WHO in der St. Vincent-Deklaration festgelegt, daß die diabetesspezifischen Folgeerkrankungen in allen Ländern innerhalb von 5 Jahren um ein Drittel und das Auftreten des diabetischen Fußes um 50% gesenkt werden sollten. Auch die Bundesrepublik Deutschland hat die St. Vincent-Deklaration unterschrieben und als verbindlich anerkannt. In Deutschland ist jedoch in den letzten Jahren eine gegenläufige Entwicklung eingetreten. 1995 mußten mehr Füße als Folge des Diabetes amputiert werden als 1990 [17].

Unstrittig ist, daß die Ziele von St. Vincent bei entsprechendem Engagement erreichbar wären; man kann davon ausgehen, daß 60 bis 80% der Amputationen bei Diabetikern vermeidbar wären. Vorraussetzung hierfür wäre jedoch eine effiziente Primärprävention mit frühzeitiger Diagnosestellung und optimierter Therapie. Bei frühzeitiger Diagnose und Einleitung adäquater Therpiemaßnahmen könnte neben dem Erhalt der Extremität auch eine Reduzierung der Schmerzen, verbesserte Wundheilung, Verminderung der Infektionsgefahr und Verbesserung der Mobilität und Lebensqualität der Patienten erreicht werden.

1.3 Pathogenese

Ursächlich verantwortlich für die Entstehung des diabetischen Fußes sind drei Hauptfaktoren:

1. distal-symmetrische, sensomotorische Polyneuropathie und autonome Neuropathie
2. periphere arterielle Verschlußkrankheit (pAVK)
3. Infektion

Je nachdem, welcher pathogenetische Faktor überwiegt, treten ganz unterschiedliche Krankheitsbilder auf. So können Fußdeformationen, Ulzerationen, eine Gangrän oder Nekrose entstehen. Die immer wieder geäußerte Meinung, daß bei über 50% der diabetischen Füße ausschließlich neuropathische Ursachen vorliegen, kann nicht akzeptiert werden.

Bei sorgfältiger angiologischer Untersuchung findet man bei einem Großteil der sog. neuropathischen Füße auch eine ausgeprägte Makroangiopathie. Selbst wenn die Fußpulse gut tastbar sind, der Fuß rosig, warm und gut durchblutet erscheint, wird man bei gewissenhafter Untersuchung immer auch eine angiopathische Komponente finden, deren Behandlung genauso wichtig ist wie die konsequente Therapie der begleitenden Infektion. Bei ungefähr einem Drittel aller diabetischen Füße ist sogar die Makroangiopathie führend, bei einem weiteren Drittel liegt eine eindeutige Kombination aus Makroangiopathie und Neuropathie zugrunde und ein Drittel der diabetischen Füße ist überwiegend neuropathisch bedingt. Die diabetesspezifische Mikroangiopathie spielt zwar fast bei jedem diabetischen Fuß mit, tritt aber als Hauptursache kaum in den Vordergrund (Abb. 1).

1.3.1 Periphere arterielle Verschlußkrankheit

Die periphere arterielle Verschlußkrankheit (pAVK) an den Bein- und Beckenarterien tritt bei Diabetikern 6mal häufiger auf als bei Stoffwechselgesunden, vor allem im früheren Lebensalter. Der bei Nichtdiabetikern übliche Geschlechtsunterschied zwischen Frauen und Männer von 1 : 7 ist nahezu aufgehoben und beträgt nur noch 1 : 1,5 [12]. Auffallend ist, daß die periphere arterielle Verschlußkrankheit bei Diabetikern eher regelhaft distal lokalisiert ist, so daß der Unterschenkeltyp dominiert. Dies gilt vor allem für den Typ 1 Diabetes, während bei Typ 2 Diabetikern durchaus auch eine pAVK vom Oberschenkeltyp oder Beckentyp auftreten kann. Ursächlich hierfür dürfte das atherogene Risikoprofil des metabolischen Syndroms sein, das Jahre vor Auftreten einer diabetischen Stoffwechsellage vorhanden ist.

Liegt zusätzlich zur pAVK eine periphere sensomotorische Polyneuropathie vor, fehlen die typischen ischämischen Schmerzen, so daß auch bei fortgeschrittener Angiopathie keine Claudicatio-Symptomatik angegeben wird. Sind ausschließlich Unterschenkelarterien verschlossen, ist in der Regel die Wadenmuskulatur noch so gut durchblutet, daß eine typische Waden-Claudicatio nicht auftritt. Bei Belastung kommt es dann ausschließlich zur Ischämie des Fußes, wobei diese Ischämieschmerzen bei begleitender Polyneuropathie kaum wahrgenommen werden. Die oft fehlende oder geringe Schmerzsymptomatik mag auch der Grund sein, warum eine Angiopathie beim Diabetiker zu selten vermutet wird.

Typische Zeichen der pAVK sind ein kalter und blasser Fuß mit atrophischer, trockener und glänzender Haut und Verlust der Behaarung im Bereich des Unterschenkels und der Zehen. Beim Diabetiker ist der Fuß trotz ausgeprägter Durchblutungsstörungen aber oft noch warm und scheinbar gut durchblutet. Ursache dafür ist der nervale Schaden (Autosympathektomie des Diabetikers, offene arteriovenöse Shunts). Sicheres diagnostisches Zeichen für eine relevante Durchblutungsstörung sind die palpatorisch fehlenden Fußpulse.

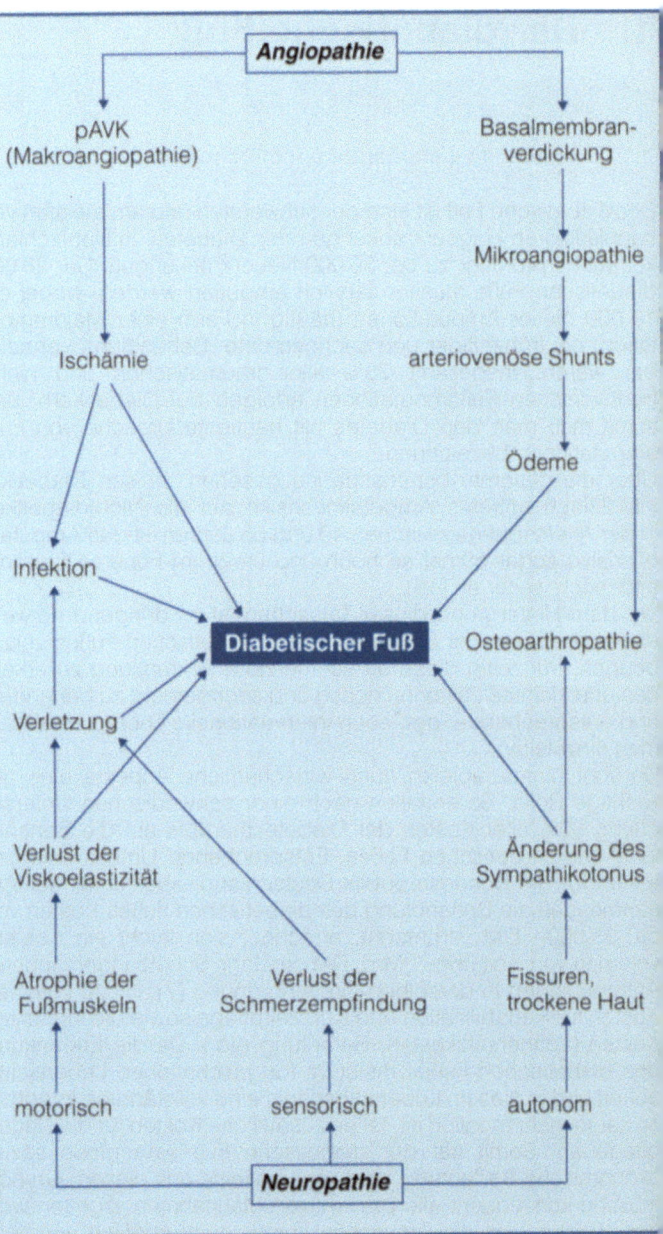

Abb.: 1 Pathogenese des diabetischen Fußes (modifiziert nach Standl)

Bei langjährigem Diabetes findet man häufig die typische Mediasklerose (Mönckeberg-Sklerose) an den distalen Gefäßen. Es handelt sich dabei um eine röhrenförmige Kalzifizierung der Tunica media, die so ausgeprägt sein kann, daß sie sich radiologisch im Nativbild deutlich darstellt. Die Mediasklerose scheint weitgehend diabetesspezifisch zu sein und tritt immer in Kombination mit einer Neuropathie auf, die auch für die Entstehung der Mediasklerose verantwortlich gemacht wird. Bei ausschließlicher Mediasklerose ohne Einengungen oder Verschlüsse der Arterien ist der Fuß noch normal durchblutet und die Fußpulse sind tastbar. Fehlen die Fußpulse, ist eine Makroangiopathie zwar gesichert, die Feststellung der Schwere der Durchblutungsstörung ist jedoch schwierig. Die Dopplerdruckmessung liefert meist zu hohe Werte und ist als Untersuchungsmethode bei gleichzeitiger Mediasklerose unbrauchbar. Bessere Ergebnisse sind durch den Einsatz von verschlußplethysmographischen Untersuchungsmethoden zu erwarten.

1.3.2 Die distal-symmetrische, sensomotorische und autonome Neuropathie

Kennzeichnend für die sensomotorische periphere Neuropathie ist der „sockenförmige", beidseitig auftretende Gefühlsverlust [18]. Durch die fehlende (oder verminderte) Schmerz- und Temperaturwahrnehmung werden mechanische und thermische Verletzungen subjektiv nicht wahrgenommen, bleiben oft lange Zeit unbemerkt und notwendige therapeutische Maßnahmen werden verzögert.
Klinisch zeigt sich der neuropathische Fuß warm, gut durchblutet, trocken und unempfindlich gegen Schmerz mit fehlender Temperaturdiskriminierung. Die Fußpulse sind in allen Etagen gut palpabel; das Vibrationsempfinden ist eingeschränkt und der ASR (Achillessehnen-Reflex) und meist auch der PSR (Patellarsehnen-Reflex) ist nicht oder nur schwach auslösbar.
Die autonome Neuropathie führt zu Störungen der Sudomotorik, wodurch die Haut austrocknet und eine erhöhte Gefahr zu Schrunden- und Rhagadenbildung entsteht. Außerdem kommt es zu trophischen Störungen sowohl auf der Haut als auch an den Bändern und Gelenken. Durch die verstärkte Schrunden- und Rhagadenbildung können leicht Mikroorganismen in die Haut eindringen und dort zu Infektionen führen. Durch die Vasodilatation verstärkt sich die Ruhedurchblutung der Haut und führt über vermehrt ausgebildete präkapilläre arteriovenöse Shunts zu vermindertem Sauerstoffpartialdruck auf der arteriellen und zu erhöhtem Sauerstoffpartialdruck auf der venösen Seite und reduziert somit die nutritive Versorgung, inbesondere bei Belastung. Darüber hinaus führt die hypertone Situation im Kapillargebiet zu erhöhtem kapillärem Abpreßdruck und zur Ödembildung, wodurch die nutritive Versorgung weiter verschlechtert wird [4]. Durch den Befall der motorischen Nerven kommt es zur Muskelatrophie, insbesondere an den kleinen Fußmuskeln [11]. Die dadurch entstehende muskuläre Dysfunktion, vor allem der anterioren Muskelgruppen, führt zu Störungen im Abrollvorgang des Fußes mit gleichzeitiger übermäßiger Belastung des Vorfußes. Die muskuläre Dysfunktion begünstigt auch die Hammerzehenbildung und damit ebenfalls die Kinetik der Fußabrollung mit pathologischen Druckbelastungen im Bereich des Vorfußes.
Vielfältige Veränderungen an den Bändern und Sehnen der Gelenke, die charakterisiert sind durch vermehrte Wassereinlagerung, morphologische und funktionelle Veränderung des Kollagens durch AGE-(Advanced Glycosilation End-)Produkte und Schwund der Fettgewebseinlagen, haben einen Elastizitätsverlust zur Folge und führen zur Einschränkung der Beweglichkeit des Fußes.
Über die pathologischen Druckbelastungen entstehen hyperkeratotische Bezirke, die wiederum den Abrolldruck in diesem Bereich erhöhen. Zunächst imponiert dieser Vorgang durch Blasenbildung, die zur Nekrose des darunterliegenden Gewebes führt. Nach Ruptur der Blase bildet sich das schmerzlose Malum perforans an den typischen Druckbelastungszonen des Vorfußes und des Fersenballens aus.
Vielfach ist drückendes Schuhwerk für die Entstehung eines Fußsyndroms verantwortlich, aber auch Mikrotraumen wie Verletzungen durch einen spitzen Gegenstand (Glasscherbe, Nagel etc.), falsche Fuß- und Nagelpflege oder thermische Verletzungen können gefährlich werden.
Besonders dramatisch ist der durch Akroosteolyse und aseptische Knochennekrosen entstehende *Charcot-Fuß*. Er stellt eine Sonderform des neuropathischen Fußes dar und wird bei jedem 500. Diabetiker beobachtet. Besonders häufig betroffen ist hiervon der Metatarsophalangeal- und Tarsometatarsophalangealbereich, aber auch die Sprunggelenksregion. Nicht selten sind Exophytenbildungen und Kalkeinlagerungen in den gelenknahen Weichteilen sowie Knochen- und Knorpelschwund der Gelenksabschnitte und Sequesterbildungen. Bei fehlender oder verringerter neuropathiebedingter Schmerzwahrnehmung führen kleinste Mikrotraumata zu Spontanfrakturen und damit zur Zerstörung der gesamten Skelettarchitektur mit Ausbildung von Luxationen und Pseudoarthrosen und letztlich zur Deformierung des gesamten Fußes meist nach medial und plantar.

1.3.3 Auslösende Faktoren

Das neuropathisch-dystrophe, aber auch das chronisch ischämische Gewebe ist besonders vulnerabel und anfällig für Infektionen. Selbst kleinste Bagatellverletzungen heilen nicht mehr und führen zu einer Gangrän oder einem Ulkus [14]. Zu enges und drückendes Schuhwerk ist eine der Hauptursachen für Ulkus und Gangrän, aber auch Mikroverletzungen durch falsche Fuß- und Nagelpflege, Verletzungen durch spitze Gegenstände und Verbrennungen und Verbrühungen sind als Verursacher nicht selten. Die Verletzung wird wegen der reduzierten Schmerzwahrnehmung nicht erkannt und die Heilungschancen sind wegen der dystrophen Störungen schlecht. Die beim neuropathischen Fuß regelhaften übermäßigen Druckbelastungen beim Stehen und Gehen werden subjektiv nicht wahrgenommen und es kommt damit zu keiner Entlastung, was das Gewebe in mehrfacher Hinsicht beansprucht: Der konstante Druck über längere Zeit führt in aller Regel zur ischämischen Nekrose, ein einmaliger hoher Druck (z.B. Eintreten in einen spitzen Gegenstand) löst eine mechanische Läsion aus, und ein wiederholter mäßiger Druck (z.B. Belasten von hyperkeratotischen Bezirken) führt zur Induktion von Gewebsautolysen.

Während beim neuropathischen Fuß überwiegend die durch Fehlbelastung entstehenden hyperkeratotischen Bezirke Ausgangspunkt des neuropathischen Ulkus (Malum perforans) sind, werden beim angiopathischen Fuß oberflächliche Hautdefekte an den Akren durch Blasen, Interdigitalmykosen und Nagelfalzverletzungen etc. dafür verantwortlich gemacht.

Über die traumatisch entstandenen Eintrittspforten, aber auch durch Läsionen, die Interdigitalmykosen hervorrufen können, erfolgt eine bakterielle Besiedelung, die fast immer aus einer Mischflora besteht. Meist sind hämolysierende und nichthämolysierende Streptokokken, Staphylokokken, gramnegative Kolibakterien und anaerobe Keime nachweisbar [2].

2. Diagnostik

2.1 Anamnese

Eine sorgfältige allgemeine und spezielle Anamnese ist unerläßlich. Folgende 10 Fragen sind unabdingbar und für notwendige differentialdiagnostische Überlegungen von ausgesprochener Wichtigkeit:

1. Wie lange ist der Diabetes bekannt?
2. Wie wird der Diabetes behandelt?
3. Wie ist die Einstellungsqualität (HbA1c)?
4. Liegen zusätzliche atherogene Risikofaktoren wie Nikotinabusus, Hypertonie oder Hypercholesterinämie vor?
5. Liegt Alkoholabusus vor?
6. Wird enges und drückendes Schuhwerk getragen? / Wie wird die Fußpflege durchgeführt?
7. Wie und wann ist die Läsion entstanden?
8. Ist die Läsion schmerzhaft / nicht schmerzhaft?
9. Wie weit ist die schmerzfreie Gehstrecke?
10. Liegen zusätzliche atherosklerotische Erkrankungen (koronare Herzkrankheit, zerebrale Durchblutungsstörungen, Karotisstenose) vor?

Ein überwiegend neuropathisches Geschehen ist als wahrscheinlich anzusehen, wenn die Läsion schmerzfrei bzw. schmerzarm, die Blutzuckerhomöostase unbefriedigend ist und ein zusätzlicher Alkoholabusus vorliegt. Schmerzhafte Defekte, insbesondere wenn sie rasch entstanden sind, weisen auf eine angiopathische Ätiologie hin, insbesondere wenn weitere Manifestationen der Atherosklerose eruierbar sind, oder wenn ein entsprechendes atherogenes Risikoprofil (Nikotin, Hypercholesterinämie, Hypertonie) nachweisbar ist. Die Einteilung der peripheren arteriellen Verschlußkrankheit erfolgt nach *Fontaine* in vier Klassen (Tab. 1).

2.2 Inspektion

Durch eine detaillierte und systematische Fußuntersuchung, die alle Abschnitte des Fußes umfaßt, wie Fußknöchel, Zehen, Zehenzwischenräume, Fußsohle, Fußrücken und Ferse, auch im Seitenvergleich mit dem anderen Fuß, gewinnt man wertvolle ätiologische Hinweise und richtungsweisende Informationen über das einzuschlagende therapeutische Procedere. Druck-

Tab. 1: **Stadieneinteilung der Angiopathie (pAVK)**
modifiziert nach Fontaine

Stadium	Klinik
I	**Beschwerdefreiheit bei alltäglichen Belastungen**
II	**Claudicatio intermittens *)** (meist fehlend bei Diabetes mellitus)
II a	subjektiv tolerable Gehstrecke > 150 m
II b	subjektiv tolerable Gehstrecke < 150 m
III	**Ruheschmerz *)** (kann bei Diabetes mellitus fehlen)
IV	**Akrale Läsion**
IV a	akral infizierte Läsion / Ulkus
IV b	akrale Läsion mit Nekrose / Gangrän

*) Bei überwiegend neuropathischer Komponente kann die Schmerzsymptomatik abgeschwächt oder aufgehoben sein

ulzerationen an den exponierten Stellen, Fußdeformitäten, hyperkeratotische Hautbezirke, trockene und warme, offenbar gut durchblutete Haut mit tastbaren Fußpulsen, begleitendes Ödem, lassen eine neuropathische Ätiologie erwarten, während Nekrosen im Akrenbereich und kalte, livide, pergamentartig glänzende Haut mit fehlender Behaarung und fehlenden Fußpulsen auf eine arterielle periphere Verschlußkrankheit hinweisen. Besonders in den Zehenzwischenräumen sollte auf einen mykotischen Befall geachtet werden. Der Befund muß sorgfältig dokumentiert werden, um einen späteren Vergleich zu gewährleisten. Eine Fotodokumentation ist grundsätzlich wünschenswert.

2.3 Gefäßdiagnostik

2.3.1 Palpation der Beinpulse

Seitendifferenzen der Hauttemperatur geben wenig Hinweise auf das Vorliegen einer peripheren arteriellen Verschlußkrankheit, da die Hautdurchblutung von vielen Faktoren, einschließlich neuropathischer Ursachen, abhängig ist. Unabdingbar bei jeder Untersuchung ist jedoch die Palpation der Arterienpulse, die an beiden Beinen in allen Etagen (von der A. femoralis in der Leiste bis zur A. dorsalis pedis und A. tibialis posterior an den Füßen) durchgeführt werden muß. Auch wenn die Fußpulse palpabel sind, können beim Diabetiker peripher gelegene Verschlußprozesse im Fußbogen und in den Interdigitalarterien vorhanden sein. Auskultierbare Strömungsgeräusche weisen immer auf eine Gefäßstenose hin und sind bereits bei einer 40- bis 50%igen Lumeneinengung nachweisbar.

2.3.2 Messung der Gehstrecke

Die genau Messung der schmerzfreien Wegstrecke auf dem Laufband (Bandgeschwindigkeit 3 km / Steigung 12%) erlaubt zwar die Diagnose einer Claudicatio intermittens, ist aber oft wegen der begleitenden sensiblen peripheren Neuropathie nicht verwertbar, da die Ischämie vom Patienten nicht als schmerzhaft empfunden wird. Das Gehen auf dem Laufband kann somit zur weiteren Schädigung des Fußes führen. Zudem können viele Diabetiker mit Läsionen am Fuß nicht gehen.

2.3.3 Ratschowsche Lagerungsprobe

Als zusätzliche Screenig-Methode hat sich die *Ratschowsche Lagerungsprobe* bewährt, da sie auch bei ausgeprägten Nekrosen oder Ulzerationen und ohne zusätzliche Schädigung des Fußes durchgeführt werden kann.

2.3.4 Apparative Gefäßdiagnostik

Durch Inspektion und Palpation der Füße und durch eine sorgfältig erhobene Anamnese sind entscheidene differentialdiagnostische Hinweise zu gewinnen, die durch gezielte apparative Untersuchungen bestätigt werden müssen, um daraus wichtige therapeutische Konsequenzen abzuleiten.
Bei jedem Verdacht auf Vorliegen einer arteriellen Durchblutungsstörung ist eine stufenförmige apparative Diagnostik notwendig, da abgeklärt werden muß, ob eine gefäßrekonstruierende Maßnahme notwendig und sinnvoll ist.

2.3.4.1 Dopplerdruckmessung in Ruhe

Bei jedem diabetischen Fuß ist die seitenvergleichende Dopplerdruckmessung der A. tibialis posterior und der A. dorsalis pedis unverzichtbar und als Standarduntersuchung anzusehen. Druck-

Tab. 2: *Anhaltswerte der Knöchelarteriendrucke und Indizes in Ruhe mit Bezug zur klinischen Symptomatik (eine sichere Korrelation ist nicht möglich !)*

Druckwerte (mmHg)	Index	Beurteilung
	> 1,20	Verdacht auf Mediasklerose
	0,96 - 1,15	Normalbereich
> 70	0,70	pAVK, wahrscheinliche Gehstrecke > 100 m
50 - 70	0,60	pAVK, wahrscheinliche Gehstrecke < 100 m
< 60	> 50	Ruheschmerz möglich
< 40	0,35	Ruheschmerz Nekrose wahrscheinlich

modifiziert nach Yao, Br J Surg 1970; 57 : 761

Tab.: 3 *Anhaltswerte für den Index nach Ischämie*

Index in Ruhe	Index nach Ischämie (Manschette 30 sec. Laufband 3 min)	Beurteilung
1.10	1,00	Normalbefund
0,70	0,40	Claudicatio > 100 Meter
0,55	0,15	Claudicatio < 100 Meter
0,45	0,07	Ruheschmerz

modifiziert nach Verhagen et al., Vasa 1983; 12 : 29

werte über 100 mmHg weisen auf eine gute arterielle Durchblutungssituation hin. Druckwerte von weniger als 50 mmHg hingegen deuten auf eine schwere Durchblutungsstörung hin und müssen weiter abgeklärt werden. Bei einer Mediasklerose findet man trotz Vorliegen einer arteriellen Durchblutungsstörung überhöhte Druckwerte [5]. Bei nichttastbaren Fußpulsen darf man sich niemals auf die Ergebnisse der Dopplerdruckmessung verlassen. Sogar bei nur gering ausgeprägter Mediasklerose werden bei der Dopplerdruckmessung fälschlich ausreichend hohe Druckwerte gemessen und damit wird das Ausmaß der Durchblutungsstörung unterschätzt. Sinnvoll ist die Berechnung des Dopplerdruckindex, um den Bezug zum systolischen Blutdruck zu berücksichtigen. Dazu wird der Quotient aus dem höchsten Knöchelarteriendruck und dem systolischen Armarteriendruck errechnet. Als grober Anhalt kann Tab. 2 herangezogen werden, wobei allerdings eine sichere Interpretation nicht immer möglich ist.

2.3.4.2 Dopplerdruckmessung nach Belastung

Einen wesentlich besseren Überblick über die Durchblutungssituation erlaubt die Dopplerdruckmessung nach Belastung. Dabei wird die reaktive Hyperämie nach Stauung oder nach Laufbandtest durchgeführt. Zwar bietet die Messung nach dem Laufbandtest bessere Resultate, ist aber bei nekrotischen oder ulzerösen Läsionen nicht immer durchführbar und kann durch die Belastung des Fußes zu einer zusätzlichen Schädigung führen. Bei Vorliegen einer schweren peripheren Polyneuropathie kann aufgrund der fehlenden Schmerzsymptomatik der Laufbandtest nicht durchgeführt werden.

Zur Messung der reaktiven Hyperämie wird die Blutdruckmanschette am Oberschenkel oberhalb des Knies am erhobenen Bein angelegt und auf einen Wert von ca. 100 mmHg über dem systolischen Armarteriendruckwert aufgepumpt. Anschließend wird das Bein bequem gelagert und nach 3 Minuten die Druckmanschette gelöst. Die Messung des Knöchelarteriendruckes erfolgt exakt nach 30, 60 und 90 Sekunden.

Kann ein Laufbandtest durchgeführt werden, erfolgt die Belastung bis zur Schmerzgrenze. Anschließend wird im Liegen der Knöchelarteriendruck nach 1, 2 und 3 Minuten gemessen. Da durch die körperliche Belastung der systolische Blutdruck angestiegen ist, muß zur Berechnung des Index der Blutdruck am Arm kontrolliert werden (Tab. 3).

2.3.4.3 Duplex-Sonographie

Mit der Duplex-Sonographie können Einengungen und Verschlüsse von Arterien lokalisiert und morphologisch beschrieben werden. Die Untersuchungsmethode ist jedoch nicht geeignet

zur Feststellung des Ausmaßes einer Durchblutungsstörung. Besonders bei Mediasklerose ist eine exakte Darstellung des Gefäßes (B-Bild) oder der Flußverhältnisse (Farbcodierung, Doppler) oft erschwert.
Die Methode eignet sich aber hervorragend zur Verlaufskontrolle (z.B. Progredienz von Stenosen) und zur Beurteilung, wann eine Angiographie sinnvoll ist. Bei gegebener Indikation zur Angiographie leistet sie einen wertvollen Beitrag zur Kontrastmitteleinsparung. Durch die duplex-sonographische Lokalisation des Verschlußprozesses kann die Angiographie selektiv durchgeführt und auf den betroffenen Gefäßabschnitt beschränkt werden.

2.3.4.4 Angiographie

Nach Abschluß aller angiologischen Untersuchungsverfahren sollte eine Angiographie dann durchgeführt werden, wenn der dringende Verdacht auf eine lumeneinengende Gefäßsituation besteht und wahrscheinlich ist, daß diese durch eine transluminale Kathetermaßnahme oder durch eine gefäßchirurgische Intervention behebbar ist.
Nierenfunktion und Eiweißausscheidung sowie die Schilddrüsenfunktion müssen zuvor überprüft werden. Bei kompensierter Niereninsuffizienz und bei einer signifikanten Proteinurie (> 1 g / die) ist die Indikation zur Gabe isotonischer jodhaltiger Kontrastmittel sehr streng zu stellen, und als Alternative muß die CO_2-Angiographie erwogen werden. Eine ausreichende Flüssigkeitszufuhr unmittelbar vor, vor allem aber nach der Angiographie ist gerade beim diabetischen Patienten besonders wichtig. Bei Vorliegen einer latenten oder manifesten Hyperthyreose muß die Jodaufnahme der Schilddrüse durch eine orale Perchlorat-Applikation über einen Zeitraum von mindestens 8 Tagen nach der Angiographie blockiert werden.
Der Vorteil der Angiographie liegt darin, daß der gesamte Gefäßabschnitt und anatomische Veränderungen sehr genau dargestellt werden. Um unnötige Stahlenbelastungen und Kontrastmittelgaben zu vermeiden, sollte die Angiographie beim diabetischen Fußsyndrom nur nach duplex-sonographischer Voruntersuchung und in PTA-Bereitschaft durchgeführt werden, um gegebenenfalls unmittelbar eine transluminale Katheterdilatation vorzunehmen. Im übrigen ist eine Angiographie praktisch unverzichtbar, wenn gefäßchirurgische Maßnahmen anstehen. Beim neuropathischen Fuß besteht häufig begleitend eine arterielle Verschlußkrankheit, die aber wegen der fehlenden Schmerzsymptomatik klinisch nicht imponiert. Bei entsprechenden Verdachtsmomenten sollte die Indikation zur Angiographie eher großzügiger gestellt werden. Es überrascht immer wieder, wie schnell und problemlos ein neuropathischer Ulkus abheilt, wenn die Durchblutung durch gefäßrekonstruierende Maßnahmen verbessert wurde.

2.4 Neurologische Diagnostik

Zur Diagnostik der peripheren sensomotorischen Polyneuropathie werden überwiegend Funktions- und Wahrnehmungstests herangezogen, die eine gute Aussage über die Funktion der klein- und großkalibrigen Nervenfasern zulassen. Insbesondere zur Früherkennung, aber auch zur Diagnosesicherung haben sich diese Funktionsprüfungen bewährt. Eine Überprüfung der Nervenleitgeschwindigkeit als direktes Maß für die Schädigung der Nerven ist nur selten indiziert und wird wegen der Variabilität der Befunde ohnehin in ihrem Interpretationswert überschätzt.

2.4.1 Inspektion

Jede neurologische Untersuchung des Fußes beginnt mit der sorgfältigen Inspektion des Fußes. Ist die Haut warm und erscheint gut durchblutet, ist aber wegen fehlender Schweißsekretion trocken, kann dies bereits auf eine Neuropathie hinweisen. Man achte ferner auf Schwielenbildung, Hühneraugen, Rhagaden und Fissuren, lokale Rötungen, mykotischen Befall und Deformationen (z.B. Hammerzehe, Charot-Fuß). Die meist schmerzlosen neuropathischen Ulzerationen befinden sich typischerweise an den Druckstellen, z.B. am Fersen- und Zehenballen. Alle sichtbaren Veränderungen müssen nachvollziehbar dokumentiert werden, auch hinsichtlich ihrer Beschaffenheit (z.B. Eiterbelag, Schorf etc.)

2.4.2 Gangbild

Das Gangbild des Patienten gibt wichtige Informationen. Man läßt dazu den Patienten einige Schritte barfuß gehen und achtet auf Hinken, Nachschleppen des Fußes, Fehlbelastungen (z.B. Zehenstand) und auf Beeinträchtigungen beim Abrollen des Fußes.

2.4.3 Eigenreflexe

Die Überprüfung des Achillessehnen- und Patellarsehnen-Reflexes gehört zu jeder Untersuchung des diabetischen Fußes. Eine Abschwächung oder gar Aufhebung des Achillessehnen-Reflexes weist auf eine bereits fortgeschrittene Neuropathie hin. Ist der

Patellarsehnen-Reflex ebenfalls beeinträchtigt, handelt es sich um eine hochgradige Schädigung.

2.4.4 Temperaturempfindung

Sehr früh ist die Temperaturempfindung gestört und eine sichere Unterscheidung der Kalt-/Warmwahrnehmung nicht mehr möglich. Die Thermästhesie wird heute üblicherweise computergesteuert am Fußrücken durch Aufbringen entsprechender thermischer Kontaktreize erfaßt. Unter Berücksichtigung der altersbezogenen Normwerte kann eine zuverlässige Aussage über die Temperaturempfindung gemacht werden.

2.4.5 Vibrationsempfinden

Das einfach, schnell und ohne apparativen Aufwand zu überprüfende Vibrationsempfinden, das ebenfalls schon sehr früh gestört sein kann, gehört zur regelmäßigen Routineuntersuchung eines Diabetikers. Man verwendet hierzu eine kalibrierte Stimmgabel und überprüft die Vibrationswahrnehmungsschwelle am Knöchel und ggf. an der Vorderseite der Tibia. Liegt die Wahrnehmungsschwelle unter 6/8 (bei über 65jährigen unter 5/8), muß eine Nervenschädigung angenommen werden.

2.4.6 Sudomotorikfunktion

Die Überprüfung der Sudomotorenfunktion durch thermische und chemische Reize ist sehr aufwendig und hat sich als Untersuchungsmethode nicht durchsetzen können.

2.4.7 Pedographie

Zur Erfassung von Fußfehlbelastungen und zur Analyse des Gangbildes hat sich die Pedographie bestens bewährt. Hierbei wird über eine dynamische Druckverteilungsmessung beim Gehen über eine entsprechende Bodenplatte (oder als Einlage im Schuh) das Druckverteilungsmuster der Fußsohle computergesteuert graphisch dargestellt, die unterschiedlichen Drücke werden dabei farblich codiert. Pathologische Fehlbelastungen können damit optisch sehr gut erkannt werden und sollten immer entsprechend korrigiert werden, z.B. durch Verordnung von adäquat entlastendem Schuhwerk. Mittels der dynamischen Druckverteilungsmessung im Schuh kann die Druckentlastung durch das verordnete Schuhwerk kontrolliert werden.

2.4.8 Nervenleitgeschwindigkeit

Das relativ aufwendige Meßverfahren der Nervenleitgeschwindigkeit ist für eine Routineuntersuchung nicht notwendig. Da nur die Nervenleitgeschwindigkeit in den großkalibrigen Fasern gemessen werden kann, die Untersuchung für die Patienten eine gewisse Belastung darstellt und die Ergebnisse zwischen den einzelnen Untersuchern variieren können, kann ohne Informationsverlust in der Praxis darauf verzichtet werden.

2.5 Radiologische und nuklearmedizinische Verfahren

Wegen der häufigen ossären Veränderungen beim neuropathischen Fuß ist eine Röntgenuntersuchung der Knochenstrukturen des Fußes nahezu unerläßlich. Um eine bessere Beurteilung pathologischer Befunde zu ermöglichen, ist eine Darstellung der kontralateralen Seite zum Vergleich sinnvoll. Nicht selten macht die Differenzierung zwischen Osteoarthropathie und Osteomyelitis Schwierigkeiten. Häufig zeigt das Röntgenbild hochgradige Deformationen, pathologische Frakturen und Pseudoartikulationen, ohne daß der Patient Beschwerden angibt und ohne daß ein erinnerliches Trauma vorausgegangen ist.

Wenn durch die üblichen Untersuchungsverfahren die Frage der Osteomyelitis bzw. der Osteoarthropathie nicht eindeutig zu klären ist, kann mit Hilfe der Knochenszintigraphie oder der Szintigraphie mit markierten Granulozyten sicher differenziert und die Diagnose eindeutig gestellt werden. Nicht selten wird man mit der sicheren und empfindlichen Methode der Szintigraphie zusätzliche fokale Entzündungsherde feststellen, die durch die üblichen vorangegangenen Verfahren nicht nachweisbar waren. Wegen des hohen Aufwandes und der damit verbundenen Kosten stellen die szintigraphischen Untersuchungsmethoden kein Routineverfahren dar und sollten nur in begründeten Situationen eingesetzt werden.

Eine dieser Ausnahmesituationen ist die Frühdiagnose eines Charcot-Fußes. Nicht selten wird beim beginnenden Charcot-Fuß eine falsche Diagnose wie Gichtanfall, Phlegmone oder tiefe Venenthrombose gestellt, da das Röntgenbild keinen Hinweis auf ossäre Destruktionen gibt, dagegen im Knochenszintigramm schon starke Veränderungen nachweisbar sind [10, 15].

In den letzten Jahren hat auch die Kernspintomographie zur Differenzierung von Osteomyelitis und Osteoarthropathie zunehmend Bedeutung erlangt.

Tab.: 4   Blutchemische Diagnostik beim diabetischen Fuß

Obligat:	Blutzuckertagesprofil HbA$_{1c}$ Gesamtcholesterin HDL LDL Triglyzeride Kreatinin Harnsäure BSG Leukozytenzahl
Fakultativ:	Leberenzyme (GOT, GPT, GGT) Fibrinogen Mikroalbumin / Eiweiß im Urin Schilddrüsenhormone (wenn eine Angiographie ansteht)
Bei Verdacht auf Sepsis:	Blutkulturen Gerinnungsstatus

2.6 Blutchemische und bakteriologische Diagnostik

Bei jedem diabetischen Fuß muß die Blutzuckerhomöostase durch ein Blutzuckertagesprofil und durch Bestimmung der HbA$_{1c}$-Konzentration überprüft werden. Für den Heilungsprozeß ist es unabdingbar, daß ein normoglykämisches Blutzuckerverhalten erreicht wird. Des weiteren muß das atherogene Risikoprofil mit einem kompletten Lipidstatus (Gesamtcholesterin, HDL, LDL, Triglyzeride) erfaßt werden. Sinnvoll ist auch die Bestimmung der Harnsäure, eine Überprüfung der Nierenfunktion (wegen möglicherweise anstehender angiographischer Untersuchungen) und die Quantifizierung der Leukozytenzahl (Tab. 4). Bei jeder offenen Läsion ist ein Abstrich aus der Wunde durchzuführen. Um besiedelnde Keime zu identifizieren und um eine gezielte Antibiose durchführen zu können, sollte grundsätzlich aus dem Abstrichpräparat das entsprechende Antibiogramm angefertigt werden. Liegt der Verdacht auf eine Sepsis vor, müssen zudem Blutkulturen angelegt werden. In Tab. 5 ist die Differentialdiagnose des diabetischen Fußes dargestellt.

Tab. 5:   Differentialdiagnose des diabetischen Fußes

	Neuropathischer Fuß	Angiopathischer Fuß
Anamnese	langjähriger Diabetes mellitus mit schlechter Stoffwechseleinstellung (HbA$_{1c}$ > 7,5 %) Alkohol	meist zusätzliche Risikofaktoren wie erhöhtes LDL, KHK, Hypertonie, Nikotin, Claudicatio intermittens
Lokalisation	meist plantar an Fersen- und Zehenballen, seltener dorsal, Druckstellen und Schwielen	akral an Zehe und Ferse
Schmerzen	Kribbeln, Para-, Hyperästhesien. Oft schmerzfrei, größere Läsionen	Belastungsschmerz, auch Ruheschmerz (Fontaine-Stadien nur bedingt geeignet)
Befund	Fuß gut durchblutet, warm, rosig, trocken. Oft Begleitödem, Fußdeformationen	Fuß kalt, blaß, livide. Atrophische Haut
Fußpulse	vorhanden	abgeschwächt bis fehlend
Sensibilität	reduziert bis aufgehoben	vorhanden
Vibrationsempfinden	reduziert (<6/8) bis aufgehoben	vorhanden
Thermosensibilität	reduziert bis aufgehoben	ungestört
Eigenreflexe	ASR abgeschwächt bis nicht auslösbar	ASR normal
Röntgen	oft Osteopathien (Charcot-Fuß), Osteolysen	unauffällig

3. Therapie

Jeder diabetische Fuß bedarf einer umgehenden und sachgerechten Behandlung. Je früher die Behandlung erfolgt, um so größer sind die Chancen der vollständigen Abheilung. Wegen der Komplexität des diabetischen Fußes und wegen des notwendigerweise interdisziplinären Therapieansatzes sollte jeder diabetische Fuß in einem entsprechenden Fachzentrum behandelt werden. Eine Stadieneinteilung (Tab. 6) des diabetischen Fußes erscheint sinnvoll, da sich daran direkt die notwendigen therapeutischen Maßnahmen orientieren.

Jeder diabetische Fuß muß sofort absolut ruhiggestellt werden. Eine strikte Bettruhe ist jedoch im Regelfall nur unter stationärer Bedingung möglich, deshalb ist es zwingend notwendig, daß jeder diabetische Fuß hospitalisiert wird. Allein die Ruhigstellung verbessert den lokalen Befund, und das immer vorhandene Begleitödem schwillt in wenigen Tagen ab.

Die Lagerung des Patienten erfordert eine sichere Dekubitusprophylaxe, insbesondere an den Fersen und am Steißbein, da Diabetiker wegen der vorhandenen Neuropathie, aber auch wegen der mikroangiopathischen Durchblutungsstörungen sehr schnell einen Dekubitus entwickeln, der meist schmerzfrei ist und somit vom Patienten selbst nicht wahrgenommen wird.

Beim unkomplizierten neuropathischen Fuß mit Ulzerationen am Zehenballen kann nach wenigen Tagen mit einem Vorfußentlastungsschuh eine vorsichtige Mobilisierung vorgenommen werden. Liegt jedoch eine deutliche Infektion vor, sollte die Bettruhe auf mindestens 10 bis 14 Tage ausgedehnt werden, und bei Knochenläsionen mit Instabilität muß der Fuß u.U. monatelang ruhiggestellt werden, bis eine ausreichende Stabilität wiederhergestellt ist. Der Patient darf nur mit dem Rollstuhl bewegt werden, das Laufen auf Krücken - unter strenger Entlastung des betroffenen Beines - ist nur möglich, wenn der gesunde Fuß durch die zusätzliche Belastung nicht gefährdet wird.

3.1 Blutzuckereinstellung, Blutdruckeinstellung, Nikotinabstinenz

Eine infizierte Wunde kann nur dann abheilen, wenn die Blutzuckerhomöostase im normoglykämischen Bereich liegt [1]. Dies ist nicht immer einfach zu erreichen, da zum einen die Infektion und zum anderen die Immobilität des Patienten den Blutzucker verschlechtert.

Tab.: 6 Einteilung der Fußläsionen (modifiziert nach Reike 1993)

Schweregrad	klinischer Befund	Therapie
0	Risikopatient ohne Läsion ggf. Fußdeformation	regelmäßige und sachgerechte Fußpflege, richtiges Schuhwerk, regelmäßige Fußinspektion
1	oberflächliches Ulkus ohne Infektion (oder nur im Wundbereich)	Entlastung des Fußes, Immobilisation, Entlastungsschuh, tägliche Wundbehandlung (Débridement, steriler Verband, ggf. Antibiose)
2	tiefes, infiziertes Ulkus	völlige Ruhigstellung des Fußes, Hospitalisation („Fußklinik"), sorgfältige Wundpflege, Nekrosektomie, Röntgen des Fußes, gezielte Antibiose
3	penetrierendes Ulkus mit Knochenbeteiligung (Osteomyelitis oder Abszeß, Charcot-Fuß)	stationäre interdisziplinäre diabetologische/ angiologische / gefäßchirurgische Behandlung, chirurgische Wundbehandlung (Exzision, Spülung, Antibiotika, Eiterableitung)
4	kleinere Vorfuß- oder Fersennekrosen	wie 3 Exzision infizierten und nekrotischen Gewebes, ggf. Gefäßrekonstruktion, ggf. Minoramputation
5	Nekrose des Fußes	stationäre chirurgische/ diabetologische Behandlung, Grenzzonenamputation

Die Normoglykämie hat einen günstigen Einfluß auf alle pathogenetischen Faktoren des diabetischen Fußes und ist eine unabdingbare Voraussetzung für die Ausheilung der Wundinfektion.

Eine Insulintherapie ist nicht zwingend notwendig, wenn Blutzuckerwerte mit oralen Antidiabetika problemlos im Zielbereich von 80 bis 160 mg/dl erreichbar sind. Andererseits darf bei Nichterreichen der Zielwerte nicht gezögert werden, eine Umstellung auf Insulin vorzunehmen, was am besten in Form einer intensivierten Insulintherapie geschieht mit Verabreichung von Basalinsulin morgens und um 22.00 Uhr und Gabe von Normalinsulin vor den Mahlzeiten entsprechend des präprandial gemessenen Blutzuckers und der aufzunehmenden Kohlenhydratmenge. Um einen guten Überblick über den Blutzuckerverlauf zu bekommen, sind mindestens vier bis sechs Blutzuckermessungen täglich unumgänglich. Um auf hyperglykämische Blutzuckerwerte schnell mit einer Normalinsulin-Korrektur reagieren zu können, sollte die Blutzuckermessung grundsätzlich als Bedside-Messung mittels Teststreifen durchgeführt werden. In Einzelfällen ist auch das Anlegen einer Insulinpumpe überlegenswert.

Der Insulinbedarf kann als Parameter für die Intensität der Infektion angesehen werden. Sinkender Insulinbedarf signalisiert einen Rückgang des infektiösen Geschehens, während ein Anstieg des Insulinbedarfes bzw. eine Verschlechterung der Blutzuckereinstellung nicht selten ein Rezidiv der Wundinfektion anzeigt.

Neben der Normalisierung der Blutzuckerhomöostase kommt der normotonen Blutdruckeinstellung entscheidende Bedeutung zu. Die angestrebten Blutdruckwerte sollten - auch im Hinblick auf die meist zusätzlich vorhandene Mikroalbuminurie (oder Proteinurie) im tiefen normotonen Bereich liegen. Blutdruckwerte über 140 / 90 mmHg sind nicht tolerabel. Als Antihypertensiva der ersten Wahl kommen ACE-Hemmer, aber auch moderne Kalziumantagonisten und α_1-Blocker in Frage. Diuretika und ß-Blocker sollten bei Diabetikern nur bei strenger Indikationsstellung verabreicht werden.

Um die Wundheilung nicht zu gefährden, ist eine konsequente und absolute Nikotinabstinenz unumgänglich.

3.2 Antibiotische Therapie

Jede Läsion mit entzündlichem Lokalbefund mit und ohne systemische Infektionszeichen bedarf einer sofortigen und breitabdeckenden Antibiose. Dabei ist zu berücksichtigen, daß bei dem entzündlichen Geschehen regelhaft eine Mischinfektion von grampositiven und gramnegativen Keimen sowie von Anaerobiern und Aerobiern vorliegt. Initial hat sich Amoxicillin, Clavulansäure oder Clindamycin jeweils in Kombination mit einem Gyrasehemmer bewährt. Entsprechend des Ergebnisses des vor Antibiotikagabe abgenommenen Wundabstriches kann dann die Antibiose gezielt durchgeführt werden.

Kontrovers wird die notwendige Dauer der Antibiotikatherapie, insbesondere bei osteomyelitischen Defekten, diskutiert. Eine monatelange hochdosierte Antibiotikagabe erscheint sinnlos, wenn radiologisch eine nachweisbare Abheilungstendenz der Osteolysen nicht zu erkennen ist; hier wird eine chirurgische Intervention unumgänglich sein.

3.3 Wundversorgung

Die Wundheilung ist ein dynamischer Prozeß mit Bindegewebs- und Kapillarbildung. Beim diabetischen Fuß liegen meist größere Defekte vor, die alleine durch Kontraktion der Wunde nicht abheilen, sondern einen Verschluß durch Epithelisierung erfordern. Der Epithelisierungsprozeß und damit die Geschwindigkeit der Wundheilung hängt davon ab, ob ein granulations- und epithelförderndes Milieu geschaffen werden kann.

Grundsätzlich heilen diabetische Ulzera wesentlich langsamer als andere Ulzerationen. Die Heilungschancen tiefer Beinulzera von Nichtdiabetikern sind 10mal größer als bei Diabetikern [16]. Diabetische Fußulzera benötigen außerdem eine längere Heilungszeit [13]. Es muß angenommen werden, daß nicht nur die Hyperglykämie, sondern auch andere Faktoren, wie eingeschränkte Immunabwehr, gestörte phagozytotische Aktivität der Granulozyten, erhöhte Infektanfälligkeit [6] und die mikroangiopathisch bedingte Durchblutungsstörung, dabei eine Rolle spielen.

Wegen der gestörten Wundheilungstendenz bedarf der diabetische Fuß einer besonders fachgerechten und zielgerichteten Therapie. Nur so lassen sich Komplikationen, vor allem aber Amputationen, vermeiden.

3.3.1 Débridement

Ein intensives und sorgfältiges Débridement muß regelmäßig und gewissenhaft durchgeführt werden. Meist sind diabetische Fußulzera mit fibrinösen Belägen, eingetrockneten Blutkoageln, Nekrosen und hartem Schorf belegt. Diese „Fremdkörper" hemmen die Ausbreitung der Epithelzellen und damit die Granulation und den Wundverschluß.

Alle nekrotischen Bezirke, eingetrocknetes Blut und harter Schorf müssen initial und auch im weiteren Verlauf immer wieder entfernt werden, da sonst eine ordnungsgemäße Wundheilung nicht stattfinden kann. Dabei ist darauf zu achten, daß gesundes Gewebe möglichst geschont wird, um die Wundheilung nicht zu stören. Beim Vorliegen von Blasen muß der Blasendeckel vorsichtig und vollständig chirurgisch abgetragen werden, und alle Infektionsherde müssen nach außen drainiert werden.

Das mechanische Débridement birgt jedoch immer die Gefahr, daß gesundes Gewebe verletzt und damit die Epithelisierung gestört wird. Wesentlich schonender und sicherer erfolgt die Beseitigung von Nekrosen und Fibrinbelägen mit einem autolytisch wirkenden alginathaltigen Hydrogel (z.B. NU-GEL*). Dadurch wird neben der sanften Wundreinigung ein physiologisches und reizfreies Milieu geschaffen, das die Gewebeneubildung der Wunde fördert. Das autolytische Débridement bedeutet, daß die Wunde nicht durch Arzneimittel belastet wird, wie z.B. bei der Verwendung von Enzymen, und daß keine Verletzungsgefahr entsteht, wie bei der chirurgischen Wundreinigung.

3.3.2 Infektionstherapie

Essentielle Voraussetzung für eine komplikationslose Abheilung ist eine infektionsfreie Wunde. Daher ist beim Vorliegen einer infizierten Wunde die schnelle und zuverlässige Infektionsbehandlung oberstes Gebot. Eine lokale oder systemische Antibiotikatherapie birgt das Risiko der Allergie und der Resistenzentwicklung. Besonders bewährt haben sich Verbände, bestehend aus Aktivkohle und elementarem Silber (z.B. ACTISORB* 3). Das nichttoxische elementare Silber erlaubt eine sehr starke lokale Infektionsbekämpfung. Die Aktivkohle bindet Mikroorganismen und Zelldetritus und erlaubt das Entfernen der ungewünschten Partikel beim Verbandwechsel. Resistenzentwicklungen, lokale Reizungen oder Allergien sind dabei ausgeschlossen, gleichzeitig wird das notwendige feuchte Milieu gewährleistet.

Als Desinfektionsmittel haben Farbstoffe bei der modernen Wundbehandlung, mit Ausnahme von PVP-Jod-Komplexen, keine Bedeutung mehr. Kaliumpermanganat ist problematisch in der Dosierung und kann zu schweren Hautverätzungen führen. Ethacridinlaktat weist eine hohe Allergierate und nur eine beschränkte antimikrobielle Wirksamkeit auf. Das quecksilberhaltige Merbromin ist hochtoxisch, beeinträchtigt die Granulation und ist problematisch bei der Entsorgung. Andere Farbstoffe, wie z.B. Brillantgrün, Methylviolett und Fuchsin, sind wegen ihrer geringen Wirksamkeit, vor allem aber wegen des epithelschädigenden Effektes obsolet.

3.3.3 Granulationsförderung

Neben der Reinigung der Wunde und Beherrschung der Infektion muß die Granulation und Epithelisierung gefördert werden.

Bei stark exsudierenden und blutenden Wunden bietet sich die Anwendung von Calciumalginaten (z.B. ALGOSTERIL*) an, die durch Aufnahme von Wundsekret ein strukturiertes, stabiles Gel bilden, welches ein feuchtes Wundmilieu garantiert. Bakterien werden fixiert und somit beim Verbandwechsel, der etwa alle drei bis vier Tage notwendig ist, aus der Wunde entfernt.

Speziell tiefe, exsudierende Wunden können mit einem Hydropolymerschaum auf Polyurethanbasis (z.B. TIELLE* Packing) versorgt werden, der sich durch sein starkes Absorptionsvermögen und seine Formstabilität auszeichnet. Das weiche und anschmiegsame Material wird locker in die Wunde eingelegt und kann bei Bedarf auf die gewünschte Größe zugeschnitten werden. Der Hydropolymerschaum quillt bei der Aufnahme von Wundsekret langsam auf und füllt schließlich die gesamte Wunde aus. Durch die Gewährleistung des feuchten Milieus sind optimale Bedingungen für eine fortschreitende Granulation gegeben. Die einfache und rückstandslose Entfernung in einem Stück schont zudem das neugebildete Gewebe.

Gegenüber Hydrokolloidauflagen, die sich verflüssigen und zur Geruchsbelästigung führen können, weisen hydropolymere Verbände Vorteile durch den schnellen Verbandwechsel mit minimalem Reinigungsaufwand auf. TIELLE* Packing ist ebenfalls bei Wunden mit sensibler oder vorgeschädigter Umgebungshaut geeignet.

3.4 Druckentlastung

Vor allem beim überwiegend neuropathischen Fuß ist die konsequente Druckentlastung eine der wichtigsten Voraussetzungen für den Therapieerfolg.

Bei infektiösem Befall der Wunde ist absolute Bettruhe unabdingbar. Da unter ambulanten Bedingungen eine strikte und kompromißlose Bettruhe nicht eingehalten wird, ist eine stationäre Behandlung in einem qualifizierten Zentrum mit interdisziplinärer Therapiemöglichkeit zwingend notwendig. Nur so läßt sich eine weitere Druckschädigung und ein weiteres Ausbreiten der Infektion in den ossären Bereich und damit eine Amputation vermeiden. Nach erfolgreicher Behandlung der Infektion kann durch einen Vorfußentlastungsschuh eine Druckentlastung im Bereich des Fußballens und damit eine Lockerung der strikten Bettruhe vorgenommen werden. Alle anderen Läsionen bedürfen einer spezifischen Entlastung durch Spezialschuhe bzw. Spezialeinlagen, die von einem erfahrenen orthopädischen Schuhmachermeister für die individuellen Bedürfnisse des Patienten angefertigt werden müssen.

Die frühzeitige Miteinbeziehung eines orthopädischen Schuhmachers ist dringend anzuraten, da nach Abheilung der Wunde ein dauerhaft druckentlastendes Schuhwerk für die Sekundärprävention zwingend notwendig wird.

Gerade im Bereich der orthopädischen Schuhversorgung hat in den letzten Jahren eine erfreuliche Entwicklung stattgefunden. Das hohe Engagement der orthopädischen Schuhmachermeister muß durch enge kooperative Zusammenarbeit im Interesse der zu versorgenden Diabetiker weiter gefestigt werden.

3.5 Gefäßrekonstruierende Maßnahmen

Aufgrund der oben beschriebenen Mechanismen heilen periphere Gewebsläsionen beim Diabetiker langsamer, lokale Infektionen können schlechter kontrolliert werden oder breiten sich rascher aus. Die beim Diabetiker ohnehin reduzierte nutritive Durchblutung (av-Shunts etc.) wird durch eine Makroangiopathie noch verstärkt. Dadurch kommt es oft zu einer raschen, manchmal innerhalb von wenigen Stunden auftretenden Ausbreitung der Entzündung.

Die Einsatzmöglichkeiten einer konservativ-medikamentösen Therapie zur Durchblutungsverbesserung sind beim Diabetiker begrenzt. Der vermeintliche Therapieerfolg ist oft eher auf allgemeine Maßnahmen wie Ruhigstellung, antibiotische Abdeckung, Ödembehandlung, lokales Wunddébridement etc. zurückzuführen als auf die vasoaktive Substanz. Bei milder Durchblutungsstörung scheint der Einsatz von Prostaglandinen sinnvoll zu sein [9]. Euphorische Erfolgsberichte sind jedoch ebenso kritisch zu bewerten wie die Ansicht, die Substanz sei wirkungslos. Bei ausgeprägten Durchblutungsstörungen, bei denen die Möglichkeit einer lumeneröffnenden Behandlung besteht, sollte eine Behandlung mit Prostaglandinen nur unter kritischer Kontrolle der lokalen Verhältnisse erfolgen, um bei ausbleibendem Erfolg (sog. Non-Responder) den richtigen Zeitpunkt für interventionelle oder gefäßchirurgische Maßnahmen nicht zu verpassen.

Durch die interventionelle Behandlung, in der Regel durch Ballonkatheter, können druckreduzierende Stenosen oder kurzstreckige Verschlüsse meist gut beseitigt werden. Auch wenn - wie beim Diabetiker häufig - zusätzliche, sehr peripher gelegene Gefäßprozesse vorliegen, kann durch die Beseitigung proximaler Verschlußprozesse, z.B. in der Oberschenkel- und Kniekehlarterie, die Durchblutung so weit verbessert werden, daß es zu einer Abheilung der peripheren Läsion kommt. Auch die interventionelle Behandlung von kruralen Gefäßverschlüssen im proximalen und mittleren Unterschenkeldrittel steht als Therapieoption zur Verfügung, wenn auch die Ergebnisse der Katheterbehandlung in dieser Gefäßetage oft nur kurzfristig zur Verbesserung der Durchblutung führen. Das primäre Ziel ist es, die Durchblutung wenigstens so lange zu verbessern, bis die periphere Läsion abgeheilt ist.

Sehr häufig liegt beim Diabetiker ein ausschließlich im Unterschenkel lokalisierter Verschlußprozeß vor. Handelt es sich um einen Komplettverschluß aller drei Unterschenkelarterien (sog. Querschnittsverschluß), ist eine Abheilung der peripheren Läsionen und Infektionen unter konservativen und lokalen Therapiemaßnahmen nicht zu erwarten. Fast immer findet man beim Diabetiker weit distal offene Gefäßsegmente oder einen zumindest teilweise erhaltenen Fußbogen. Für die Beurteilung der Gefäßsituation ist eine selektive Angiographie unabdingbar. Allein durch diese Maßnahme läßt sich feststellen, ob eine Gefäßrevaskularisation technisch möglich ist. Bei progredientem Lokalbefund ist eine Unterschenkelamputation ohne vorherige angiographische Sicherung der lokalen Inoperabilität heute absolut unzulässig.

Die gefäßchirurgischen Möglichkeiten zur Verbesserung bzw. Wiederherstellung der Durchblutung beziehen sich vorwiegend auf den Bypass mit Venentransplantaten. Bei kurzer Bypass-Führung (proximale Anastomose mit der Arteria poplitea) lassen sich auch nur segmentär offene Unterschenkelarterien oder Äste von Unterschenkelarterien (Arteria fibularis) revaskularisieren.

Sehr oft besteht beim Diabetiker eine Bypass-Anschlußmöglichkeit an die Arteria dorsalis pedis und an die Arteria tibialis posterior unterhalb der Knöchelregion bzw. an ihre Äste (Arteria tarsalis medialis oder lateralis). Im Gegensatz zu langen Venentransplantaten (femoro-krural) sind die Ergebnisse auch langfristig überraschend günstig mit Funktionsraten von mehr als 60% nach 5 Jahren. Derartige Rekonstruktionen sind zeitaufwendig, technisch anspruchsvoll und an strukturelle Voraussetzungen gebunden (z.B. intraoperative Angiographie, intraoperative Meßverfahren).

3.6 Amputation

Eine Fußamputation ist leider nicht immer zu verhindern, besonders deshalb, weil die meisten diabetischen Füße viel zu spät in einer auf den diabetischen Fuß spezialisierten Institution vorgestellt werden.

3.6.1. Minoramputation

Entscheidend bei nekrotischen oder gangränösen Veränderungen im Vorfußbereich ist die vollständige Resektion abgestorbener Gewebeteile. Osteomyelitisch befallene Fußknochen müssen komplett entfernt werden.

Im akuten Stadium ist es oft schwierig, die Grenze zwischen eindeutiger Nekrose und gesundem Gewebe (sog. nekrobiotische Grenzzone) zu lokalisieren. Deshalb sollte in mehreren Schritten vorgegangen werden: In der ersten Sitzung wird nur das eindeutig abgestorbene Gewebe entfernt, auch auf die Gefahr hin, in weiteren Sitzungen nachresezieren zu müssen. Keinesfalls darf „radikal" vorgegangen und gesundes Fußgewebe geopfert werden („saubere" Mittelfußamputation statt Strahlresektion). Anatomische Grenzen gibt es für die Grenzzonenamputation nicht.

Wichtig bei Minoramputationen ist die Mitnahme von sog. bradytrophem Gewebe wie Sehnen und Faszien, da eine Infektion durch diese Strukturen unterhalten wird. Prinzipiell sollte immer eine offene Wundversorgung ohne Wundverschluß erfolgen. Diese kann ggf. sekundär durchgeführt werden. Überrascht ist man jedoch, wie schnell sich oft auch große Wunden durch Granulation spontan schließen.

Beim rein neuropathischen Fuß gelingt es meistens - auch wenn schwere Infektionen vorliegen -, durch konsequente Bettruhe, fachgerechte Wundbehandlung und gezielte Antibiose eine Amputation zu vermeiden. Bei größeren osteomyelitischen Defekten kann jedoch eine Resektion des betroffenen Knochenstücks erforderlich werden. Bei Befall des Metatarsalköpfchens kann unter Belassung der angrenzenden Knochenstrukturen gut von dorsal reseziert werden. Dieses Verfahren erzielt weit bessere Ergebnisse als die früher durchgeführte Resektion mit Sekundärheilung.

Der neuroischämische, vor allem aber der ischämische Fuß muß wesentlich häufiger amputiert werden, insbesondere dann, wenn gefäßrekonstruierende Maßnahmen nicht durchführbar sind.

3.6.2 Majoramputation

Unter einer Majoramputation versteht man eine Amputation im Unterschenkel- oder Oberschenkelbereich bzw. Exartikulation im Kniegelenk.

Auch wenn nach ausgedehnten Resektionen im Fußbereich und mit Hilfe orthopädischer Schuhe eine ausreichende Belastbarkeit und Mobilisierung oft noch erreicht werden kann, ist eine Minoramputation dennoch nicht mehr sinnvoll, wenn bereits Ferse und Calcaneus betroffen sind. Man muß dann die klassische Unterschenkelamputation in die Wege leiten, um eine rasche Gehfähigkeit mit Prothese zu erreichen. Vor einer überlangen Stumpfbildung, die manchmal das Gehen mit Prothese unmöglich macht, muß gewarnt werden.

Nur sehr selten ist primär eine Oberschenkelamputation durchzuführen. Die Mobilisierungsrate ist dabei meist sehr ungünstig. Alternativ bietet sich die Kniegelenkexartikulation an, wobei bei diesem Verfahren jedoch mit häufigen Infektkomplikationen und Nachamputationen zu rechnen ist.

3.7 Rehabilitation

Nach Beherrschung der Akutsituation und nach Abheilung der Wunde muß jeder Patient mit diabetischem Fußsyndrom einer Rehabilitation in einer dafür spezialisierten Rehabilitationseinrichtung zugeführt werden. Die Rehabilitation umfaßt neben Schulungsmaßnahmen wie Fußpflege, Selbstkontrolle etc. die Schuhanpassung mit druckentlastendem Schuhwerk und nach Amputationen die notwendige prothetische Versorgung und ggf. eine intensive Gehschulung. Die kooperative Zusammenarbeit der Rehabilitationseinrichtung mit einem erfahrenen orthopädischen Schuhmachermeister ist unabdingbare Voraussetzung für einen langfristigen Erfolg.

4. Prävention

Wegen der gravierenden Folgen für den Patienten und wegen der großen sozioökonomischen Bedeutung muß alles getan werden, um die Entstehung des diabetischen Fußsyndroms zu vermeiden. Bei jedem Diabetiker müssen alle zur Verfügung stehenden präventiven Maßnahmen ergriffen werden. Zur Früherkennung des diabetischen Fußsyndroms hat die regelmäßige Inspektion der Füße und die sachgerechte Fußpflege neben der normoglykämischen Blutzuckereinstellung und der Minimierung aller atherogener Risikofaktoren zentrale Bedeutung. Kleinste Veränderungen müssen abgeklärt und fachgerecht behandelt werden. Dies gilt auch für mykotische Erkrankungen, die konsequent therapiert werden müssen.

Tab. 7: *Wünschenswerte Konzentrationen der Lipoproteine bei Diabetikern*

	mit und ohne pAVK / KHK (mg/dl)
Gesamtcholesterin	< 200
LDL-Cholesterin	< 100
HDL-Cholesterin	> 40
Triglyzeride	< 150

4.1 Stoffwechseleinstellung

Eine normoglykämische Blutzuckereinstellung gleich mit Beginn der Krankheit stellt die sicherste präventive Maßnahme für alle diabetischen Folgeerkrankungen dar. Bei Typ 1 Diabetikern läßt sich eine Normoglykämie nur durch eine intensivierte Insulintherapie mit zwei- bis dreimaliger Basal-(NPH)-Insulininjektion und Normalinsulingaben zu den Mahlzeiten erreichen. Die intensivierte Insulintherapie ist für Typ 1 Diabetiker die Standardtherapie, und nur in begründeten Ausnahmefällen sollte man davon abweichen. Auch beim jüngeren insulinpflichtigen Typ 2 Diabetiker ist eine intensivierte Insulintherapie das Regime der Wahl. Unabhängig von der gewählten Therapieform gilt als oberste Prämisse die Normoglykämie mit Blutzuckerkonzentrationen zwischen 80 und 160 mg/dl und einer dauerhaften HbA_{1c}-Konzentration von < 7,0%. Diese Ziele sind jedoch nur erreichbar, wenn der Patient hinsichtlich Ernährungstherapie, Selbstkontrolle und Insulinanpassung gut geschult ist und das Risiko der diabetischen Folgeerkrankungen kennt. In verschiedenen Studien konnte eindeutig belegt werden, daß die konsequente Schulung des Patienten das Amputationsrisiko dramatisch reduzieren kann. Nur beim hochbetagten Typ 2 Diabetiker, dessen Lebenserwartung aufgrund seines biologischen Alters begrenzt ist, gelten andere Therapieziele; hier steht die Lebensqualität ganz im Vordergrund.

4.2 Risikoreduktion (Rauchen, Lipide, Hypertonie)

Alle beeinflußbaren atherogenen Risikofaktoren müssen so weit wie möglich minimiert werden. Dies gilt in erster Linie für das inhalative Rauchen, da dadurch die Entstehung der peripheren arteriellen Verschlußkrankheit in besonderem Maße gefördert wird.

Neben dem Rauchen ist die Hyper- und Dyslipoproteinämie der wichtigste atherogene Risikofaktor. Diabetiker haben aufgrund ihrer biochemischen Besonderheit sowohl eine veränderte Zusammensetzung der LDL-Partikel (sog. „small dense Lipoproteine"), die eine hohe atherogene Potenz aufweisen, als auch eine durch Glykierungsprozeße der LDL-Fraktion verminderte Bindung am LDL-Rezeptor. Aus diesem Grunde ist eine Normalisierung der Lipoproteine - notfalls unter Einsatz einer Pharmakotherapie - zur Reduzierung des atherogenen Risikos zwingend notwendig. Die wünschenswerte Lipidkonstellation ist in Tab. 7 dargestellt.

Studien haben eindeutig ergeben, daß eine durch CSE-Hemmer bewirkte konsequente LDL-Senkung das atherogene Risiko erheblich reduziert. Dies gilt insbesondere für die koronare Herzkrankheit, es dürfte aber kein Zweifel bestehen, daß dies auch für die periphere arterielle Verschlußkrankheit zutrifft.

Bei Diabetikern ist neben der guten Blutzuckereinstellung und der Normalisierung der Lipoproteine ganz besonders auf eine dauerhafte normotone Blutdruckeinstellung - auch im Hinblick auf den nephroprotektiven Effekt - zu achten. Blutdruckwerte über 140 / 90 mmHg sind keinesfalls tolerabel und müssen konsequent behandelt werden.

Da Alkohol neurotoxisch wirkt, ist insbesondere beim neuropathischen Fuß auf eine Alkoholabstinenz zu achten.

4.3 Fußpflege

Zur Prophylaxe des diabetischen Fußsyndroms kommt der richtigen Fußpflege entscheidende Bedeutung zu, nicht zuletzt deswegen, weil die Entstehung des diabetischen Fußes oft durch falsche Fußpflege verursacht wird. Tägliches Füßewaschen mit lauwarmem Wasser (Kontrolle der Wassertemperatur - nicht über 37°C - mittels Thermometer) und nicht länger als 3 Minuten, um unnötige Hautmazerationen zu verhindern, und unter Verwendung einer milden Seife gehören zu den unverzichtbaren Standardmaßnahmen. Die Temperaturkontrolle ist bei Vorliegen einer sensomotorischen Polyneuropathie und der damit verbundenen gestörten Thermosensibilität zur Vermeidung von Verbrühungen zwingend erforderlich. Nach dem Fußbad sind die Füße sorgfältig mit einem weichen Handtuch abzutrocknen, auch in den Zehenzwischenräumen, um einer mykotischen Besiedelung vorzubeugen. Ist wegen einer körperlichen Behinderung kein sorgfältiges Abtrocknen der Füße möglich, kann ersatzweise ein Fön, der allerdings nur auf der niedrigsten Stufe eingestellt sein darf, verwendet werden. Nach dem Abtrocknen sollten die Füße mit einer Fettcreme gepflegt werden.

Das Kürzen der Zehennägel wird mit einer Nagelfeile vorgenommen, und zwar gerade mit leicht abgerundeten Ecken. Schneidende, spitze und scharfe metallische Gegenstände, wie Nagelscheren und/oder Nagelzangen, können zu Verletzungen führen und zum Ausgangspunkt einer Fußgangrän werden.

Eine richtige Behandlung und Pflege von Schwielen und Hornhautbildungen ist im Hinblick auf die Prävention von neurotropen Plantarulzerationen von zentraler Bedeutung, da über eine richtige Schwielenbehandlung der plantare Druck erheblich reduziert werden kann. Zur Behandlung der Schwielen und Hornhautbildungen wird nach dem Fußbad mit einem Bimsstein oder einem batteriebetriebenen Handschleifgerät die Hornhaut vorsichtig und ohne Verletzung abgeschliffen und anschließend der Fuß mit einer Fettcreme eingecremt. Hornhauthobel, Skalpelle, Rasierklingen oder ähnliche verletzungsträchtige Instrumente ebenso wie Keratolytica sind strikt zu meiden.

Die Entfernung von Hühneraugen und Dornwarzen stellt eine ärztliche Leistung dar und darf keinesfalls vom Patienten mit unsachgemäßem Instrumentarium durchgeführt werden. Sachgemäß erfolgt die Entfernung von zentralen Klavuszapfen und Dornwarzen mit dem scharfen Löffel.

Die bei trockenen Füßen entstehenden Rhagaden werden nur mit einer reinigenden Fettsalbe behandelt.

Bei anatomischen Veränderungen, wie eingewachsenen Nägeln, Verletzungen, Blasenbildung, aber auch bei Hühneraugen und mykotischem Befall sollte immer eine ärztliche Konsultation in Anspruch genommen werden.

Die medizinische Fußpflege ist zu Recht seit einigen Jahren keine allgemeine Kassenleistung mehr, da die bisherige Ausbildung der medizinischen Fußpfleger erhebliche Mängel aufwies und den hohen Anforderungen des diabetischen Fußes nicht gerecht geworden ist. Oft wurden durch unsachgemäße Maßnahmen der Fußpfleger Läsionen hervorgerufen, die nicht selten eine Amputation zur Folge hatten. Es ist zu erwarten, daß demnächst durch die Berufsausbildung zum Podologen eine qualifizierte Fachkraft für die Behandlung diabetischer Füße zur Verfügung stehen wird. Der entsprechende Gesetzentwurf bedarf jedoch noch der Verabschiedung.

4.4 Antimykotische Prophylaxe und Therapie

Jeder mykotische Fußbefall muß konsequent therapiert werden. Für die Prophylaxe hat dies ganz entscheidende Bedeutung, da durch Mykosen, insbesondere im Interdigitalbereich, tiefere Läsionen entstehen können, die Ausgangspunkt des diabetischen Fußes sein können. Auch beim diabetischen Fußsyndrom muß der mykotische Befall - neben den anderen Maßnahmen - unbedingt behandelt werden, wozu eine ganze Reihe von hochwirksamen Substanzen zur Verfügung stehen. Viel schwieriger ist die Behandlung der Onychomykose, die oft sehr hartnäckig ist und deren Therapie Monate benötigt. Die Applikation von therapeutischem Nagellack ist nur sinnvoll, wenn nicht mehr als ein Drittel des Nagels befallen ist. Bei ausgedehnterem Befall ist fast immer eine systemische Therapie notwendig. Die früher übliche Entfernung des Nagels sollte unterbleiben, da zum einen das Verletzungsrisiko zu groß ist, und zum anderen der nachwachsende Zehennagel kosmetisch meist nicht befriedigt.

Im Sinne der Fußpilz-Prävention ist Feuchtigkeitsbildung zu vermeiden. Fest schließendes, nicht atmungsaktives Schuhwerk - wie z.B. Gummistiefel - ist zu vermeiden. Grundsätzlich sollten nur Strümpfe aus Naturfasern (Wolle, Baumwolle), die Feuchtigkeit gut aufnehmen können, getragen werden. Auf ein sorgfältiges Trocknen der Füße nach dem Waschen (oder Baden), auch in den Zehenzwischenräumen, wurde bereits hingewiesen.

4.5 Gefäßtraining

Physikalische Maßnahmen, wie das Gehtraining zur Verbesserung der Kollateraldurchblutung, sind beim diabetischen Fuß so lange kontraindiziert, bis sämtliche Läsionen abgeheilt sind und keine Entzündungszeichen mehr vorliegen. Da der diabetische Patient in aller Regel den Ischämieschmerz im Bereich des Fußes aufgrund seiner Polyneuropathie nicht bemerkt, kann ein entsprechendes Trainingsprogramm nur nach exakter Feststellung des Ausmaßes der Durchblutungsstörung erfolgen. Keinesfalls darf man einen Diabetiker dazu anhalten, so lange zu laufen, bis Schmerzen eintreten. Nicht selten führen derartige Anordnungen dazu, daß es aufgrund der nicht bemerkten Ischämie zu Gewebsläsionen kommt.

Ein Trainingsprogramm sollte deshalb durch einen angiologisch versierten Arzt erstellt und überwacht werden. Wichtig ist eine Effektivitätskontrolle, da in der Regel nur dadurch die Motivation des Patienten aufrechterhalten werden kann.

4.6 Richtiges Schuhwerk

Die Anforderungen an ein adäquates Schuhwerk sind bei einem Diabetiker mit sensomotorischer Polyneuropathie hoch. Unabdingbar ist, daß der gesamte Fuß einschließlich des Zehenbereichs ausreichend Platz hat und daß der Schuh bequem sitzt. Zu enge, zu spitze oder drückende Schuhe mit harter Vorderkappe oder zu harter Innensohle sind für Diabetiker völlig ungeeignet und gefährden den Fuß in höchstem Maße. Schuhe, die zu einer abnormen plantaren Druckverteilung führen, wie z.B. Sandalen, verursachen Hornhautschwielen und fördern die Entstehung von Druckulzerationen. Im Rahmen einer Schulung muß jeder Diabetiker alles über die Beschaffenheit der für ihn geeigneten Schuhe erfahren und lernen, wie beim Schuhkauf die Innenseiten des Schuhes abzutasten sind, um hervorstehende Stifte, Wülste, Falze und sonstige Unebenheiten, die zu Blasen, Druckstellen oder Verletzungen führen können, zu erkennen.

Liegen bereits Ulzerationen vor, muß druckentlastendes Schuhwerk getragen werden. Die Ulzeration muß dabei absolut und sicher druckentlastet werden.

4.7 Schulung

Ein ausgesprochen wichtiger und leider immer noch vernachlässigter Aspekt ist die Patientenschulung. Nur der sachlich richtig informierte und in seiner Handlungs- und Reflexionskompetenz gestärkte Patient ist in der Lage, den gefürchteten diabetischen Folgeerkrankungen - insbesondere dem diabetischen Fuß - vorzubeugen. Neben der Aufklärung über Folgen und Konsequenzen der Erkrankung muß der Diabetiker hinsichtlich einer normoglykämischen Blutzuckereinstellung sensibilisiert sein, da die dauerhafte Normoglykämie die effektivste präventive Maßnahme diabetischer Folgeerkrankungen darstellt.

Zur Prävention des diabetischen Fußes muß der Patient zusätzlich in sachgerechter Fußpflege unterrichtet, über richtiges Schuhwerk informiert und zur regelmäßigen Fußinspektion angehalten werden.

Um dem Diabetiker die komplexen Inhalte zu vermitteln, bedarf es einer strukturierten Schulung von mindestens 10 bis 16 Unterrichtsstunden, die von einem pädagogisch erfahrenen Team durchgeführt wird. Ein kurzes Beratungsgespräch entspricht nicht den heutigen Vorstellungen einer Diabetikerschulung.

4.8 Kontrolluntersuchungen

Zur Vermeidung des diabetischen Fußsyndroms sind regelmäßige Kontrollen unerläßlich. Mindestens halbjährlich, besser vierteljährlich, sollte eine ärztliche Fußinspektion erfolgen. Dabei muß auf Schwielen- und Hornhautbildungen ebenso geachtet werden wie auf Deformitäten, mykotischen Befall und eingewachsene Zehennägel.

Bei jeder Inspektion des Fußes müssen die Fußpulse und das Vibrationsempfinden, ggf. auch die Thermosensibilität überprüft werden.

Neben der Überprüfung der Blutzuckerhomöostase mittels der HbA_1- bzw. HbA_{1c}-Konzentration gehört die Kontrolle des Lipidstoffwechsels (Cholesterin, HDL, LDL, Triglyzeride), der Nierenfunktion (Kreatinin, Mikroalbumin), des Augenhintergrunds und der kardialen Situation mit einem Belastungs-EKG zu den regelmäßigen ärztlichen Untersuchungen.

Literatur

1. BARNETT A. Prevention and treatment of the diabetic foot ulcer. British Journal of Nursing 1992; 2: 7 - 10

2. BORRERO E, ROSSINI M. Bacterology of 100 consecutive diabetic foot infections and in vitro susceptibility to ampicillin/sulbactam versus cefoxitin. Angiologie 1992; 42: 357 - 361

3. BOULTON AJM. The diabetic foot. Med Clin North Am 1988; 72: 1513 - 1530

4. BOULTON AJM, SCARPELLO JHB, WARD JD. Venous oxygenation in the diabetic neuropathic foot. Diabetologia 1980; 19: 558 - 559

5. CARTER SA. Role of pressure measurements in vascular disease. In: BERNSTEIN EF (ed): Noninvasive diagnostic techniques in vascular disease. Mosby St. Louis 1985; pp. 513 - 544

6. COHEN IK, DIEGELMANN RF, LINDBLAD WJ (eds.). Wound Healing: biochemical and clinical aspects. W.B. Saunders Company 1992

7. DAHMEN H.-C. Das diabetische Fußsyndrom und seine Risiken: Amputation, Behinderung, hohe Folgekosten. Gesundheitswesen 1997; 59: 566 - 568

8. Diabetes care and research in Europe: the Saint Vincent declaration. Diabet Med 1990; 7: 360

9. DIEHM C. Bedeutung der Prostaglandine bei arteriellen Durchblutungsstörungen. Internist 1994; 35: 764 - 770

10. EDMONDS ME, BLUNDELL MP, MORRIS ME, THOMAS EM, COTTON LT, WATKINS PJ. Improved survival of the diabetic foot: The role of a specialised foot clinic. Q J Med 1986; 232: 763 - 771

11. HASLBECK M. Neurologische Diagnostik zur Abklärung des Syndroms „diabetischer Fuß". Bayer Intern 1991; 11: 30 - 39

12. KANNEL WB, MCGEE D-L. Diabetes and glucose tolerance as risk factors for cardiovascular disease. The Framingham Study. Diabetes Care 1979; 2: 120 - 126

13. LAING PW, COGLEY DI, KLENERMAN L. Neuropathic foot ulceration treated by total contact casts. J Bone Joint Surg Br 1991; 74: 133 - 136

14. LITHNER F. Epidemiology and economic impact of the diabetic foot - a major health care problem. In: BAKKER K (ed.): Excerpta Medica 1991: 9 - 17

15. PARK HM, WHEAT LJ, SIDDIQUI AR. Scintigraphic evaluation of diabetic osteomyelitis: concise communication. J Nuc Med 1982; 23: 569 - 573

16. VAN RIJSWIJK L. The Multi-Center Leg Ulcer Study Group. The Full-thickness leg ulcers: patient demographics and predictors of healing. J Fam Pract 1993; 36: 625 - 632

17. STANDL E, H. STIEGLER. Mangelnder Erfolg bei der Reduktion von Amputationen bei Diabetikern in Deutschland - Ergebnisse zweier Erhebungen 1990 und 1995. In: BERGER M, TRAUTNER CH (Hsg.). Die Forderung von St. Vincent - Stand 1996, in Deutschland. Kirchheim: Mainz 1996: 73 - 79

18. STRIAN F, HASLBECK M. Neurologische Erkrankungen. In: MEHNERT H, SCHÖFFLING K, STANDL E, USADEL KU(Hsg.): Diabetologie in Klinik und Praxis. Thieme: Stuttgart, New York 1994: 510 - 543

19. TRAUTNER CH. Studien zur Epidemiologie von Amputationen. In: BERGER M, TRAUTNER CH (Hsg.). Die Forderung von St. Vincent - Stand 1996, in Deutschland. Kirchheim: Mainz 1996: 64 - 72

5. Bildteil - Geringfügige Befunde:

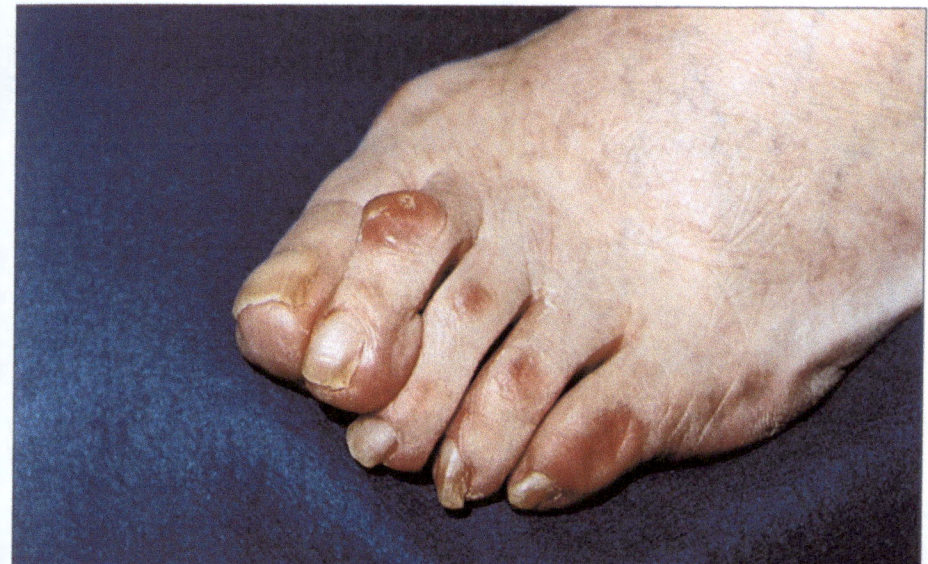

Danksagung:

Für die freundliche Überlassung der Bilder Nr. 2, 3 und 5 danken wir Herrn Egbert Haut, Fußpfleger, 97714 Oerlenbach und für die Bilder Nr. 58, 60 - 64 Herrn Stumpf, Fa. Breidbach Orthopädie, 36043 Fulda.

Abb. 1:
Hühnerauge auf der 2. Zehe links durch drückendes Schuhwerk mit Deformationen der Zehen bei langjährigem Diabetes mellitus mit diabetischer Polyneuropathie. Nebenbefund: Onychomykose mit typisch gelblicher Verfärbung der Zehennägel.

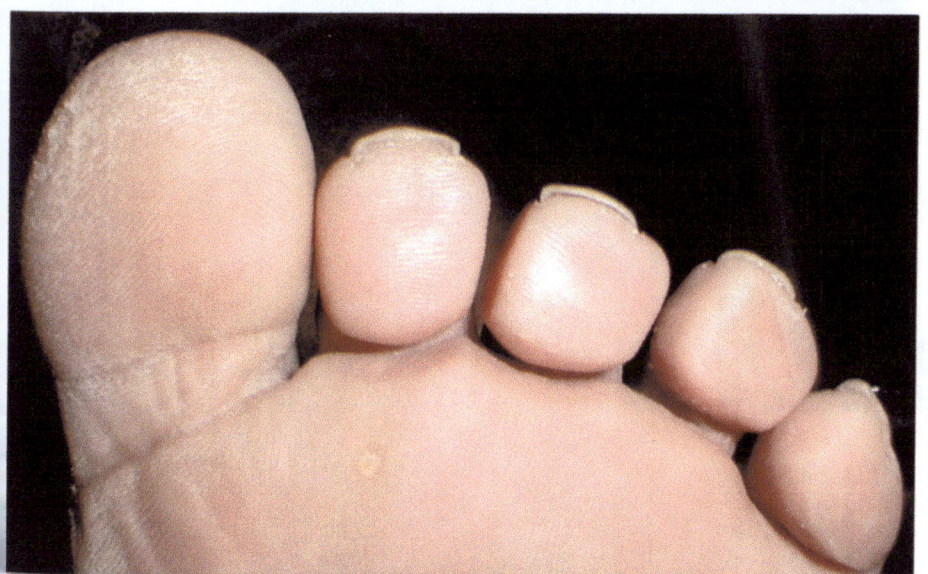

Abb. 2:
Zwei kleine oberflächliche plantare Druckgeschwüre bei neuropathischem Fuß.

Geringfügige Befunde

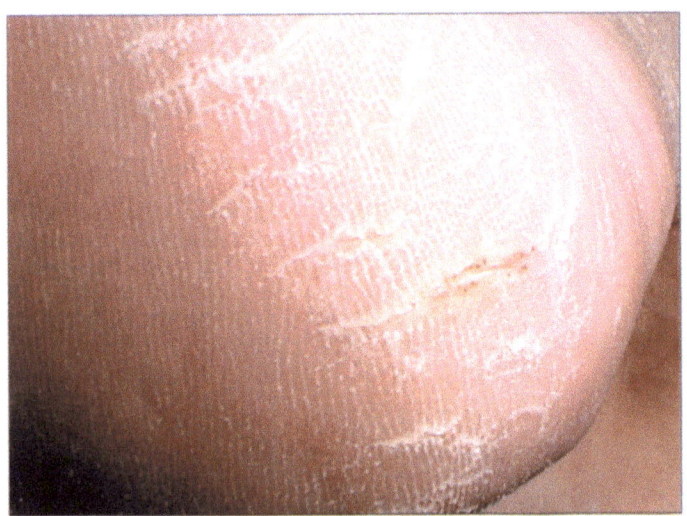

Abb. 3:
Neuropathischer Fuß mit typisch trockener Haut, Schrunden und Rhagadenbildung an der Ferse.

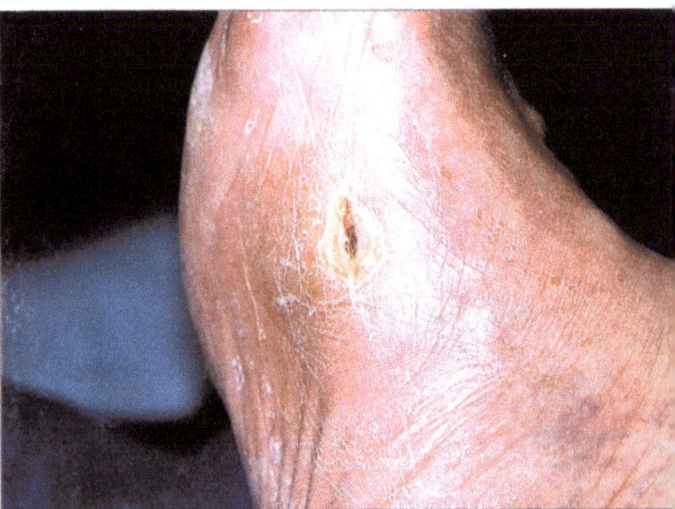

Abb. 4:
Fußrhagade mit Entzündung und kleiner länglicher Ulzeration bei neuropathischem Fuß mit atrophischer, trockener Haut und mykotischem Befall.

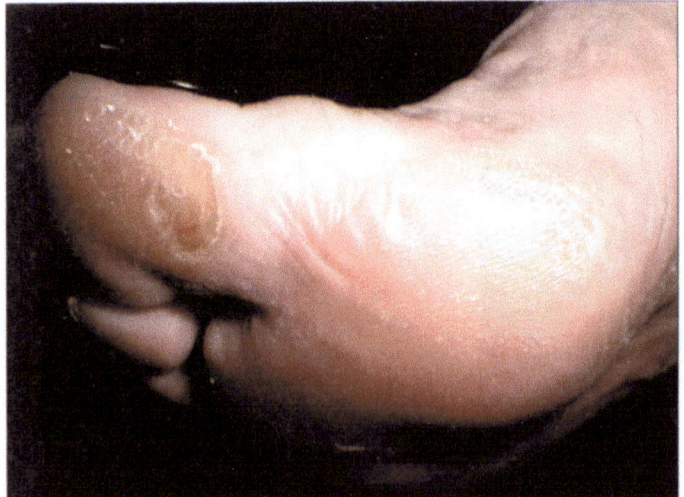

Abb. 5:
Neuropathischer Fuß bei einem 47jährigen Typ 1 Diabetiker mit 22jähriger Diabetesdauer. Erhebliche Fehlbelastung des Vorfuß- und Großzehenballens mit Ausbildung von Hyperkeratosen an den druckbelasteten Regionen.

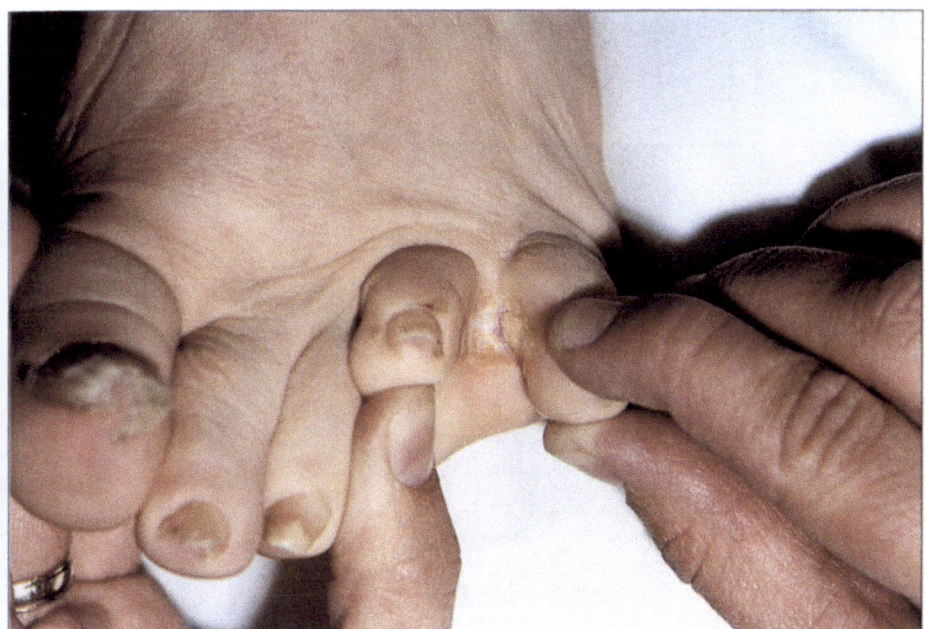

Abb. 6:
Interdigitalmykose zwischen der 4. und 5. Zehe links bei einer 53jährigen Diabetikerin. Erhebliche Onychomykose aller Zehennägel mit typischer gelblicher Verfärbung und Strukturzerstörung des Großzehennagels.

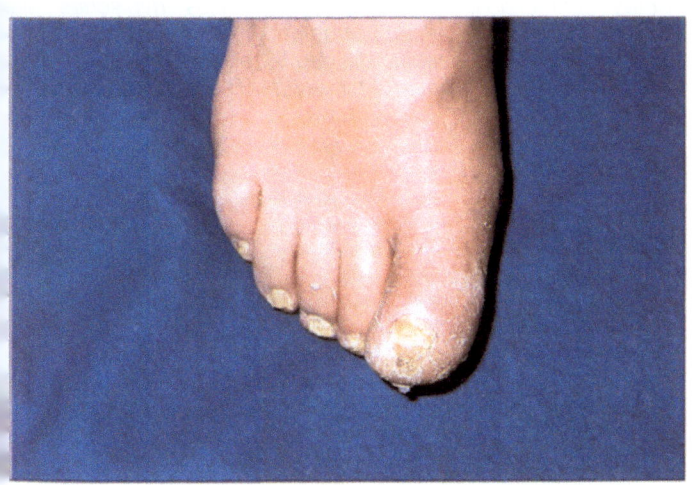

Abb. 7:
Ausgeprägte Onychomykose und arterielle Verschlußkrankheit bei einer 74jährigen Diabetikerin.

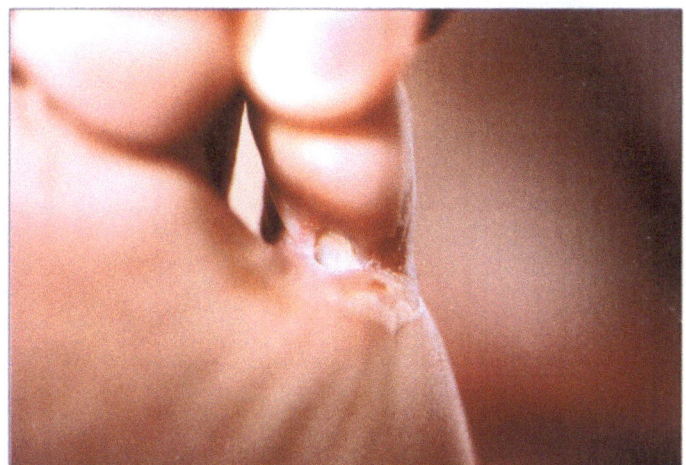

Abb. 8:
Schmerzloses Ulkus unterhalb der 5. Zehe links auf dem Boden einer Fußmykose bei neuropathischem Fuß.

- Neuropathische Druckulzerationen:

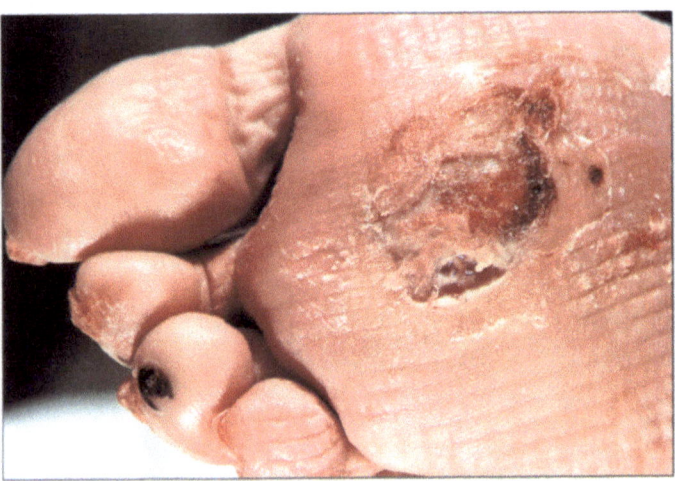

Abb. 9:
Hyperkeratose durch Fehlbelastung mit beginnender Ulzeration bei diabetischer Polyneuropathie.

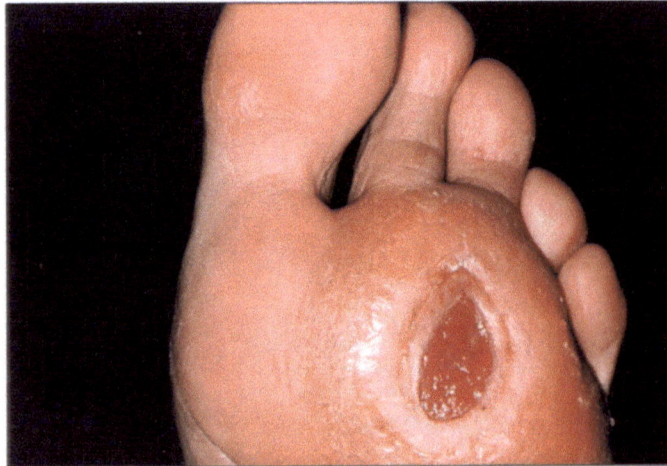

Abb. 10:
Tiefes schmerzloses neuropathisches Ulkus (typisches Mal perforans) bei langjährigem, unbefriedigend eingestelltem Diabetes mellitus. Man beachte die deutliche Hyperkeratose, die zu einer Druckbelastung mit rupturierender Blasenbildung am Vorfußballen führte.

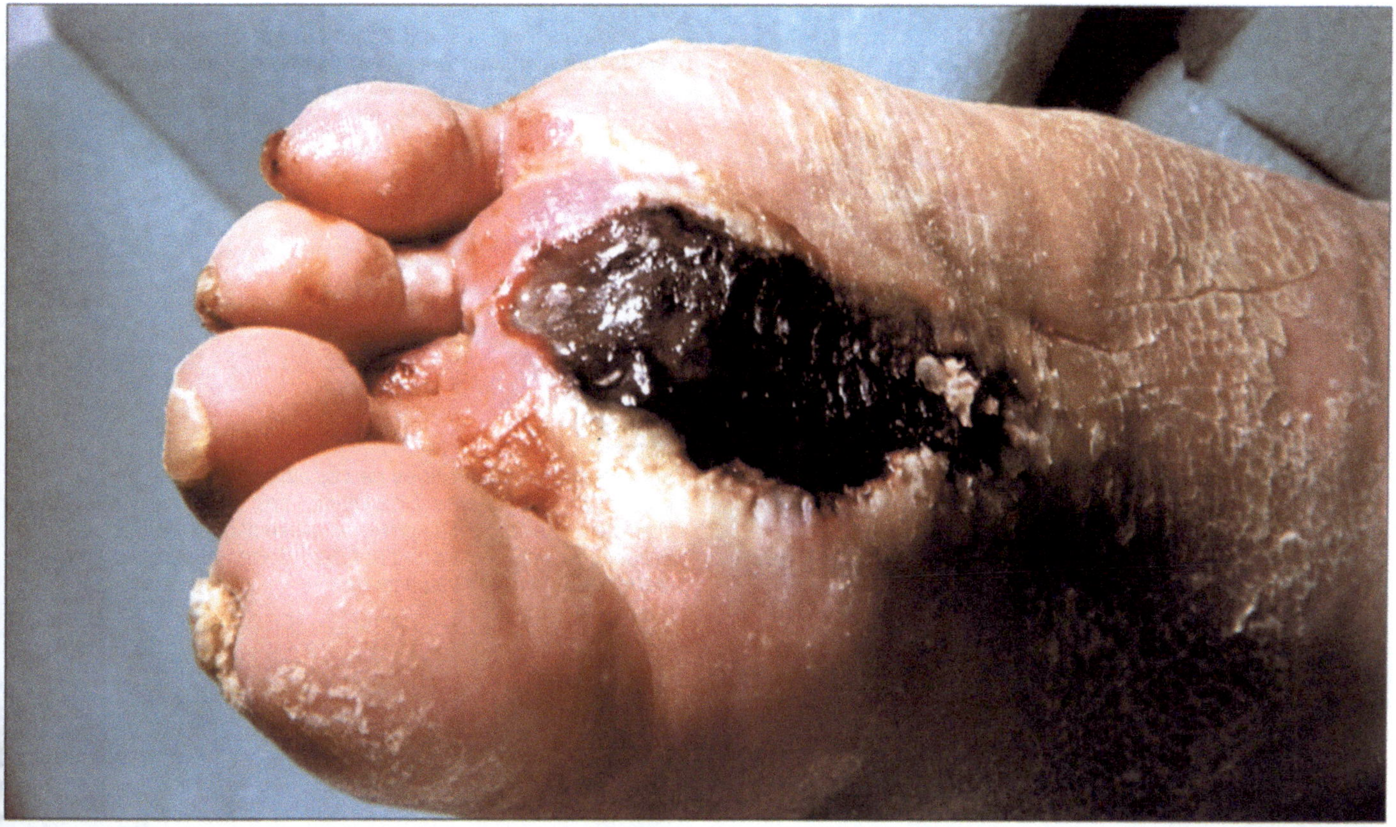

Neuropathische Druckulzerationen

Abb. 11:
Plantarphlegmone bei chronischem Mal perforans. Langjähriger Diabetes mellitus mit diabetischer Polyneuropathie und unbefriedigender Blutzuckereinstellung.

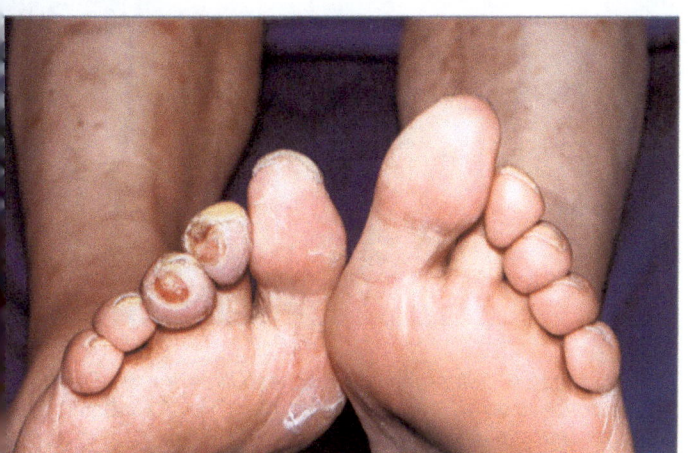

Abb. 12:
Drucknekrosen an der 2. und 3. Zehe rechts bei diabetischer Polyneuropathie.

Neuropathische Druckulzerationen

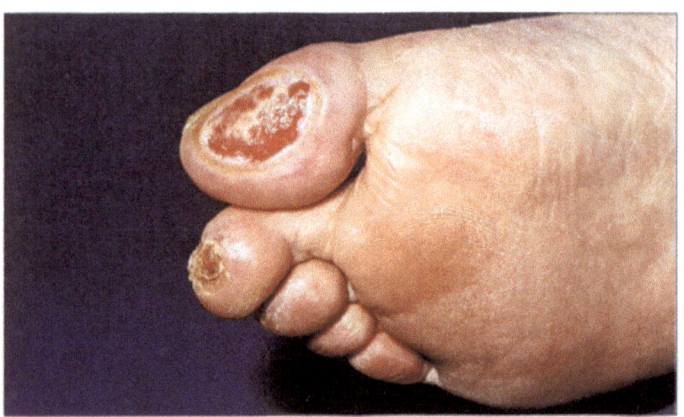

Abb. 13:
Neuropathischer Fuß mit tiefer Ulzeration an den Großzehen rechts und verschorfter Läsion an der 2. Zehe durch enges Schuhwerk.

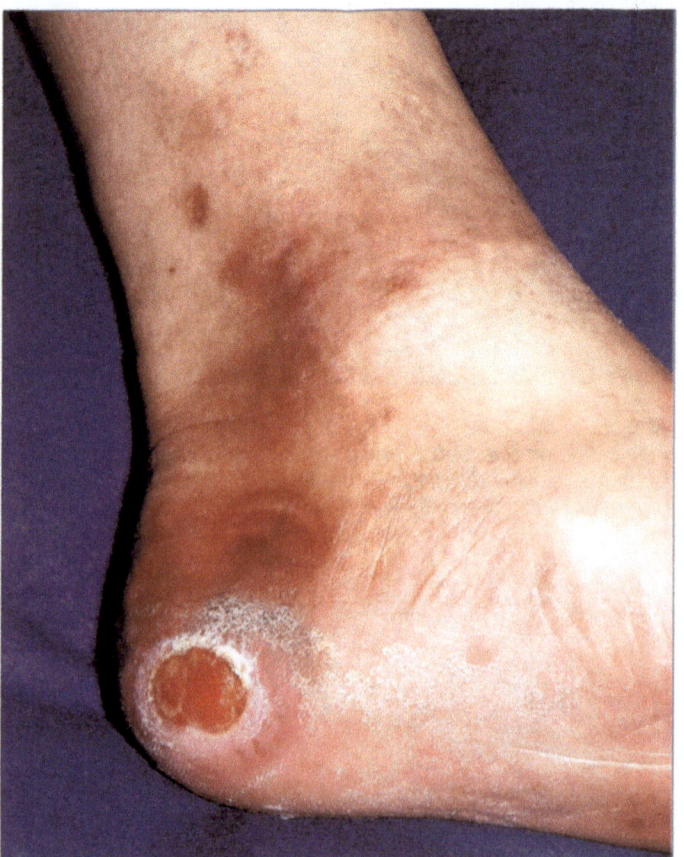

Abb. 14:
Schmerzloses, kreisrundes neuropathisches Ulkus an der Ferse, verursacht durch eine Druckstelle des Schuhes. Langjähriger Diabetes mellitus mit schwerer diabetischer Polyneuropathie. Bräunliche Hautverfärbung auf dem Boden einer gleichzeitig bestehenden venösen Insuffizienz.

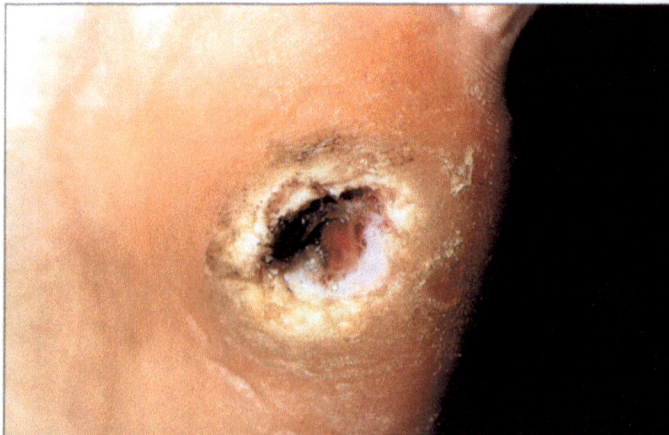

Abb. 15:
Druckbedingtes, tiefes neuropathisches Ulkus an der Ferse mit hyperkeratotischem Randwall. 56jähriger Typ 2 Diabetiker mit 8jähriger Diabetesanamnese.

- Neuropathische Druckulzerationen mit Infektionen / Charcot-Fuß:

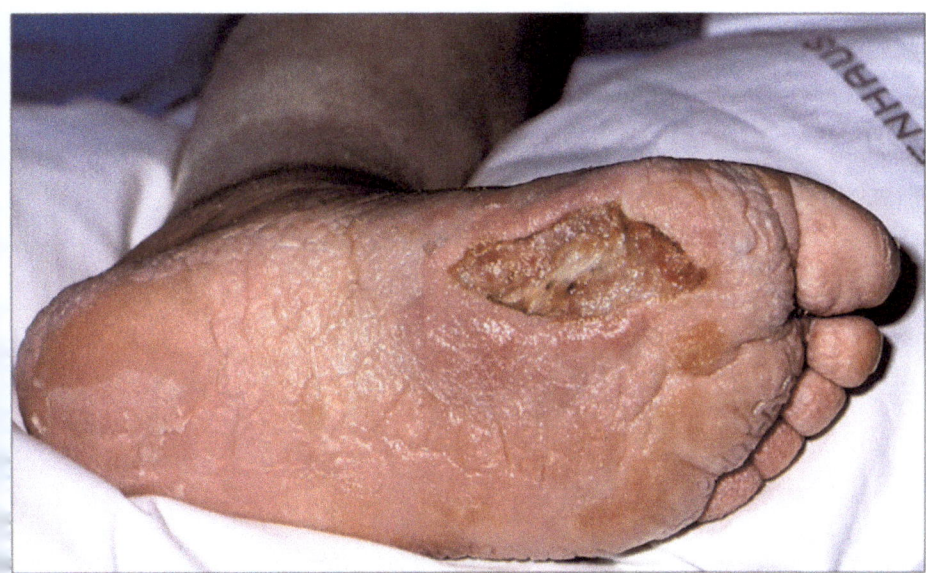

Abb. 16:
73jährige Typ 2 Diabetikerin mit primärer Drucknekrose bei Charcot-Fuß und beginnender plantarer Infektion, Unterminierung und Fibrinbelag. Die diabetische Stoffwechsellage ist seit 22 Jahren bekannt, seit 6 Jahren Polyneuropathie. Das verordnete druckentlastende Schuhwerk wurde von der Patientin nicht getragen.

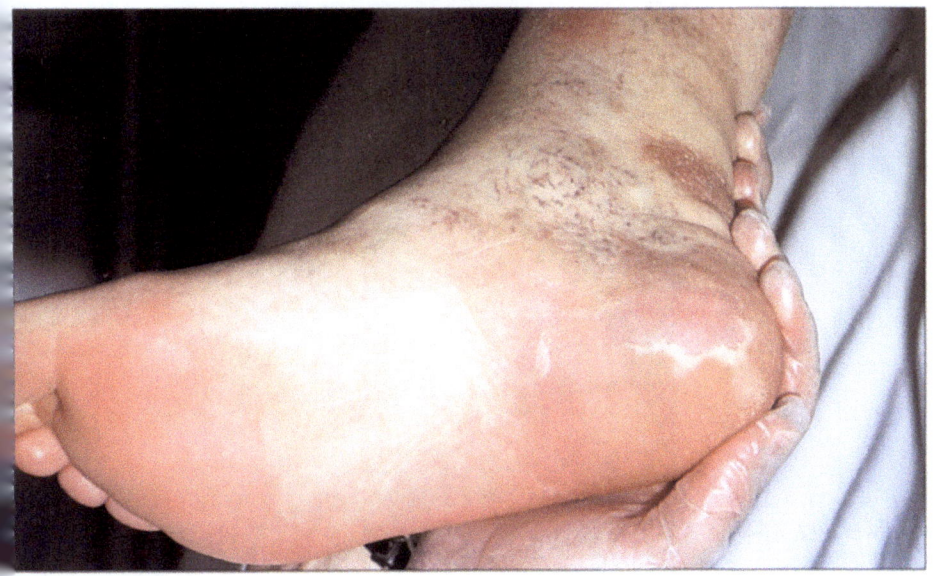

Abb. 17:
Subkutane flächenhafte Abszeßbildung bei Mikroverletzung durch Barfußlaufen bei einem 59jährigen Diabetiker mit seit 8 Jahren bestehender diabetischer Stoffwechsellage.

Neuropathische Druckulzerationen mit Infektionen / Charcot-Fuß

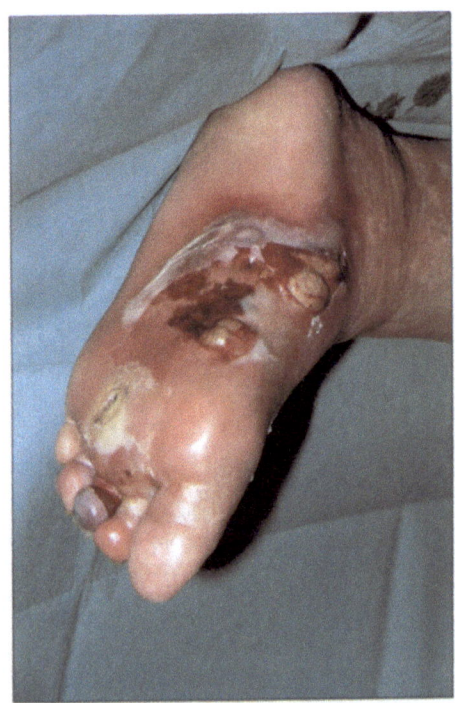

Abb. 18:
Unbemerktes Eintreten eines Nagels in die Fußsohle und Entwicklung einer Phlegmone mit sekundärer Zehennekrose. 42jährige Patientin mit einem Typ 1 Diabetes seit 17 Jahren und diabetischer Polyneuropathie.

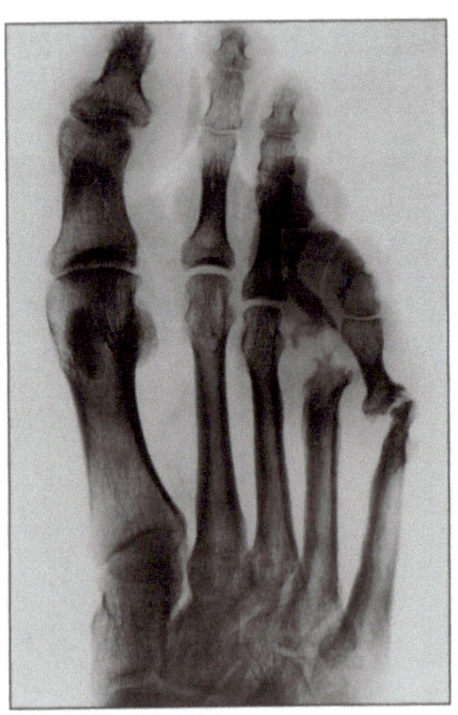

Abb. 19:
Fußskelett eines schweren neuropathischen Fußes mit schmerzfreien Frakturen, Pseudoartikulationen und Knochennekrosen. Die Frakturen entstanden durch multiple unbemerkte Traumata.

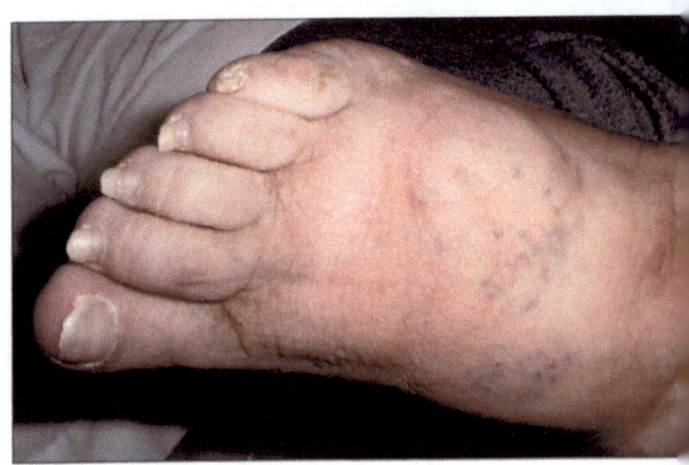

Abb. 20:
Charcot-Fuß mit Deformation und ödematöser Schwellung. 73jährige Typ 2 Diabetikerin mit 21jähriger Diabetesanamnese.

- Mediasklerose:

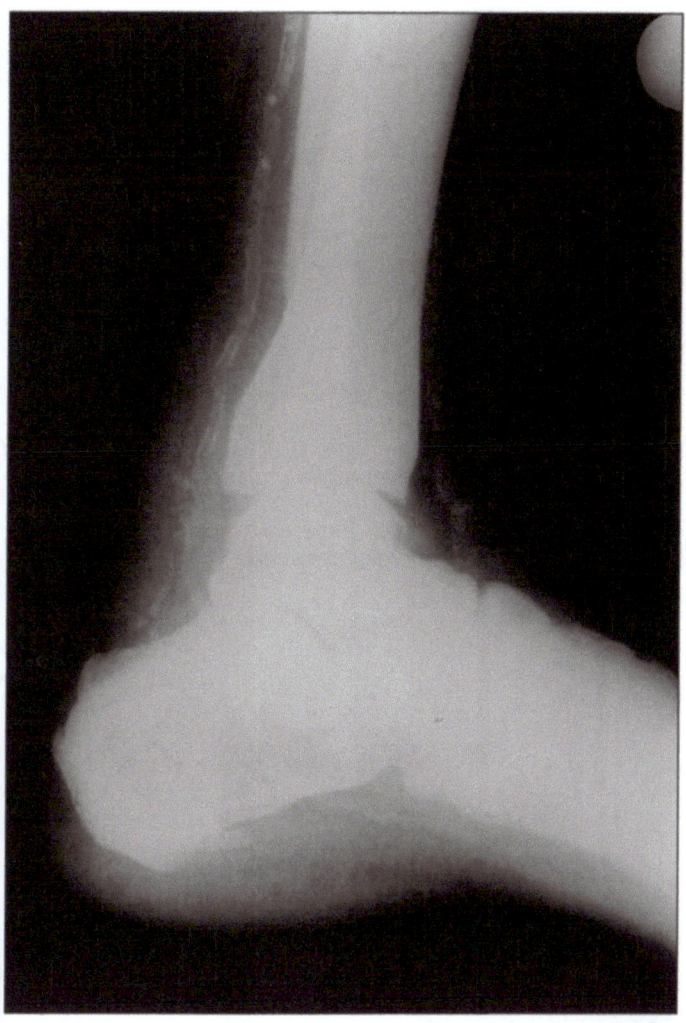

Abb. 21:
Ausgeprägte Mediasklerose (Mönckeberg-Sklerose) mit Nativ-Darstellung des Gefäßes im Röntgenbild bei langjährigem Diabetes mellitus ohne Nachweis einer arteriellen peripheren Durchblutungsstörung.

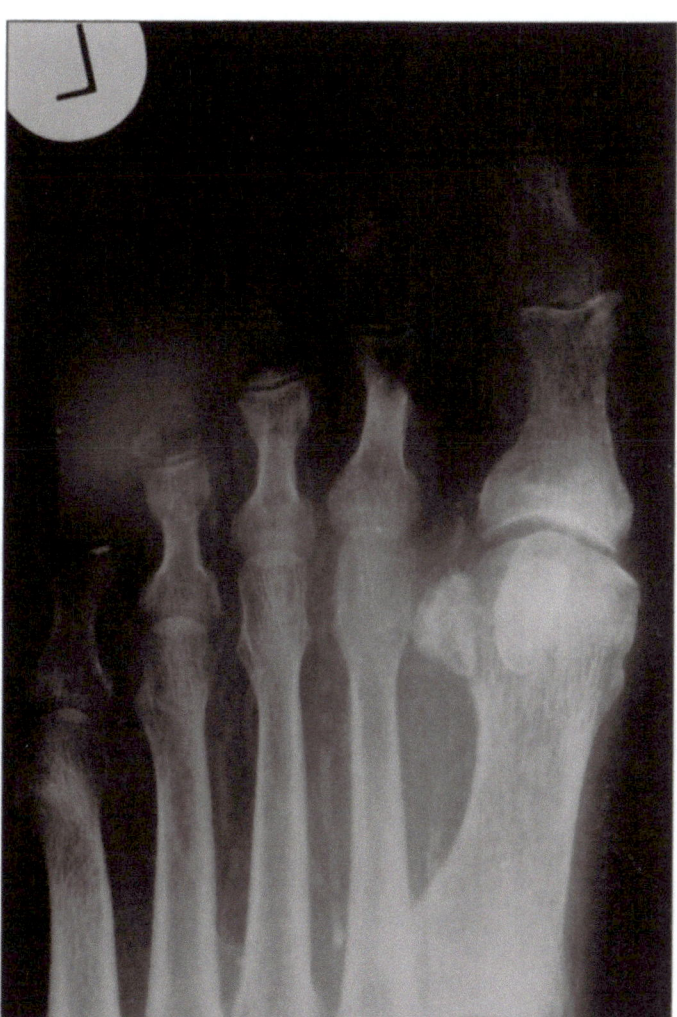

Abb. 22:
Nativ-Darstellung der Interdigitalarterien bei Mediasklerose (Mönckeberg-Sklerose) bei langjährigem Diabetes mellitus.

- Arterielle periphere Durchblutungsstörung:

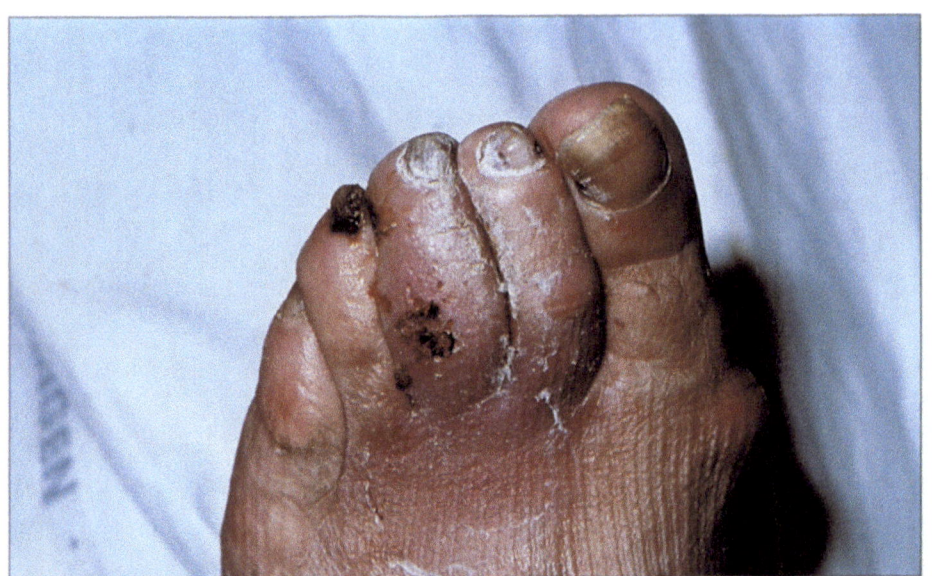

Abb. 23:
Gering schmerzhafte Nekrose bei peripherer arterieller Verschlußkrankheit und ausgeprägter diabetischer Polyneuropathie mit Entzündungen im Bereich der 2. und 3. Zehe links auf dem Boden einer Interdigitalmykose.

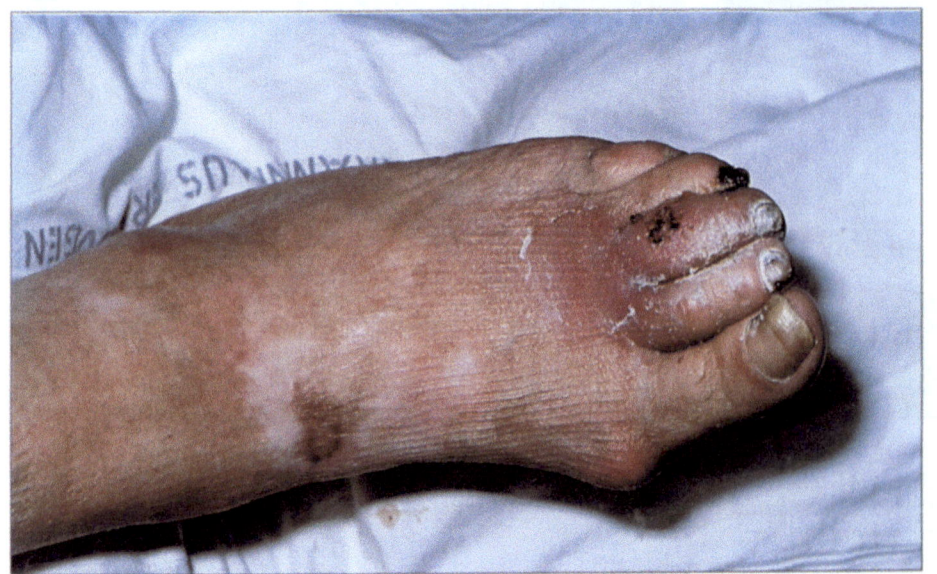

Abb. 24:
Diabetiker mit Ruheschmerz bei diffuser Stenosierung der Unterschenkelarterien. Kleine nekrotische Bezirke an der 3. und 4. Zehe links.

Arterielle periphere Durchblutungsstörung

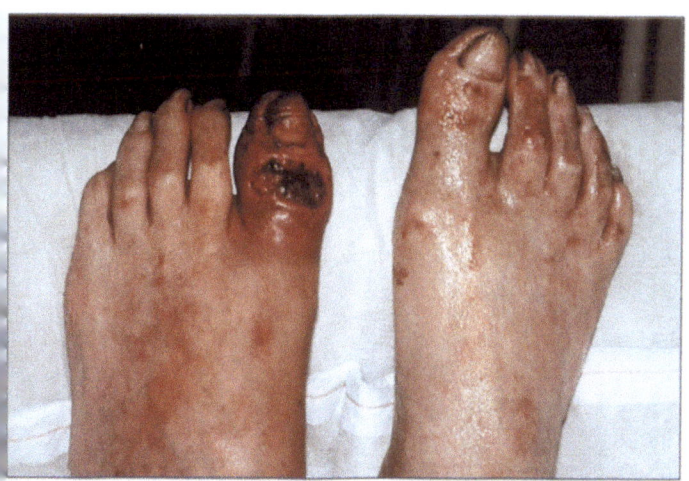

Abb. 25:
Entzündlich hyperämischer linker Fuß mit Nekrose an den Großzehen bei peripherer arterieller Verschlußkrankheit.

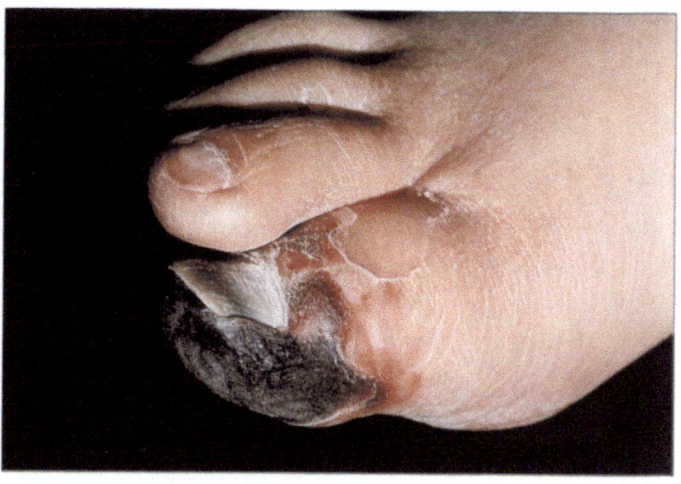

Abb. 26:
Trockene Großzehennekrose bei einem 60jährigen Diabetiker mit erheblichem Nikotinabusus. Angiographisch zeigte sich eine diffuse Stenosierung der Ober- und Unterschenkelarterien.

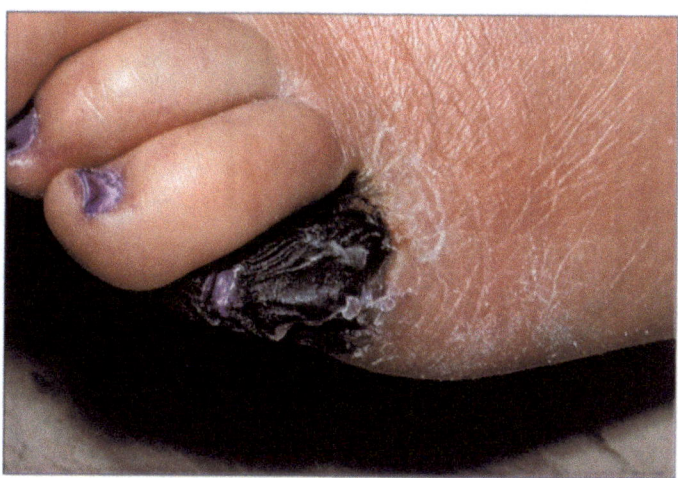

Abb. 27:
Trockene Zehennekrose bei Unterschenkelarterienverschluß. Bei der 61jährigen Diabetikerin ist die diabetische Stoffwechsellage seit 11 Jahren bekannt.

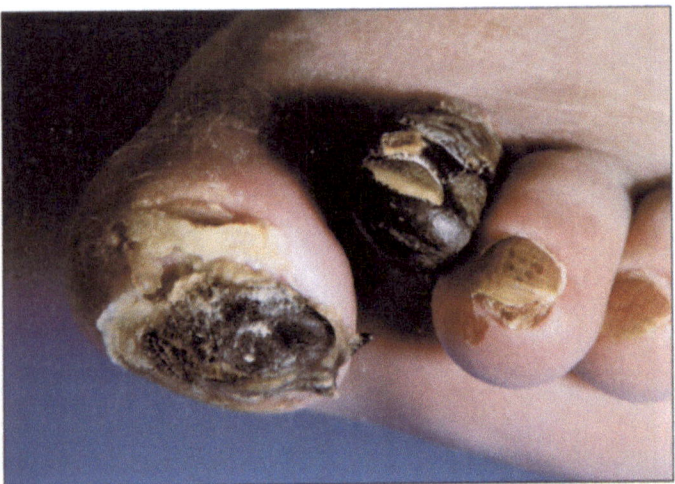

Abb. 28:
Großzehenamputation rechts mit nachfolgender Entzündung mit Wundflächennekrose und Nekrose der 2. Zehe bei hochgradiger arterieller Durchblutungsstörung bei langjährigem Typ 2 Diabetes. Nebenbefund: Onychomykose der Zehennägel mit typischer gelblicher Verfärbung und Strukturveränderungen.

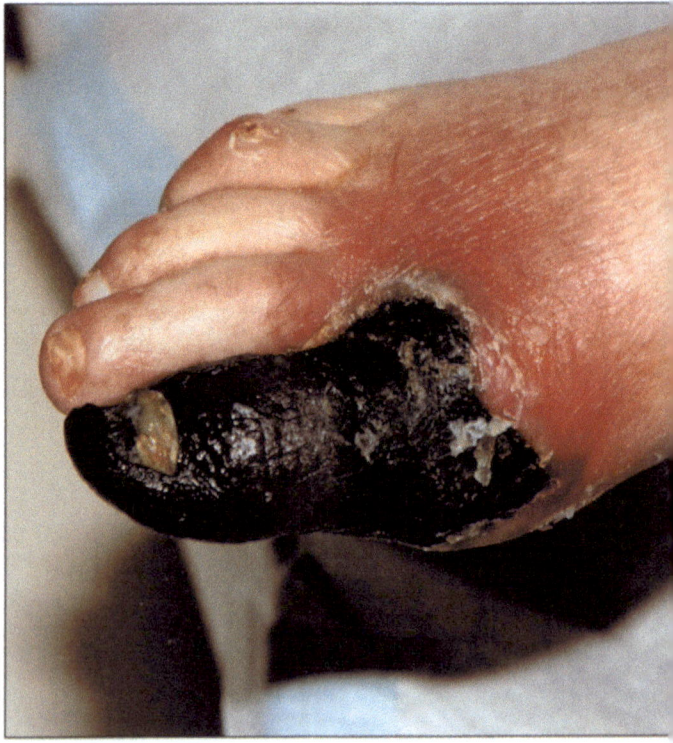

Abb. 29:
Komplette Großzehennekrose mit deutlich entzündlicher Randzone nach einem Bagatelltrauma bei einer 73jährigen Diabetikerin mit arterieller Mehretagenverschlußkrankheit.

Abb. 30:
Großzehennekrose mit Mumifizierung und schmierig-eitriger Randzone bei einer 78jährigen Diabetikerin bei diffuser peripherer arterieller Verschlußkrankheit vom Ober- und Unterschenkeltyp.

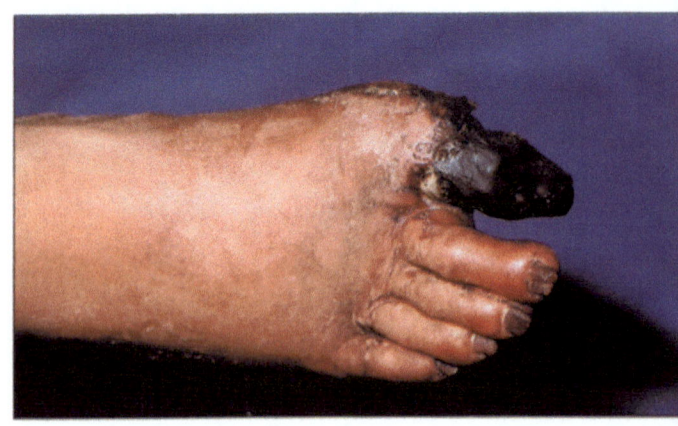

Arterielle periphere Durchblutungsstörung

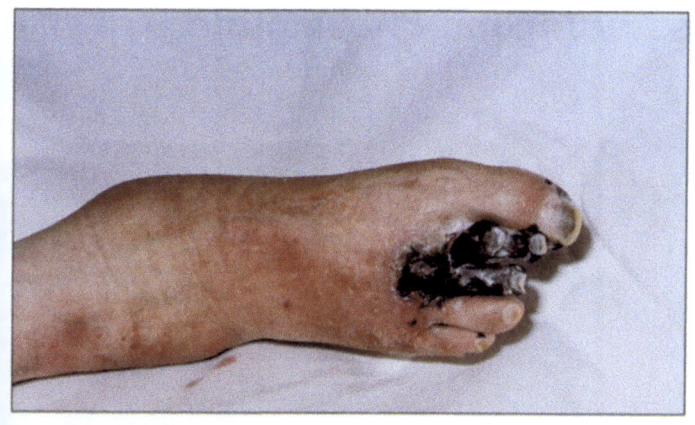

Abb. 31:
Diabetiker mit angiographisch gesichertem langstreckigem femoro-poplitealen Gefäßverschluß und kompletter Nekrose der 2. und 3. Zehe rechts mit Dauerruheschmerz.

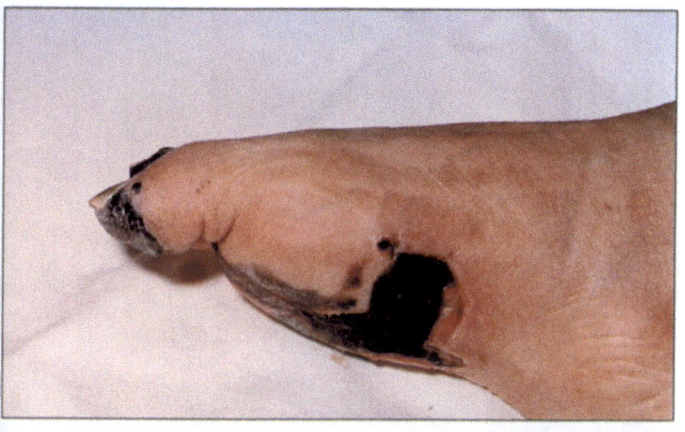

Abb. 32:
55jähriger Diabetiker mit Plantarphlegmone bei peripherer arterieller Verschlußkrankheit mit ausgedehnten Nekrosen.

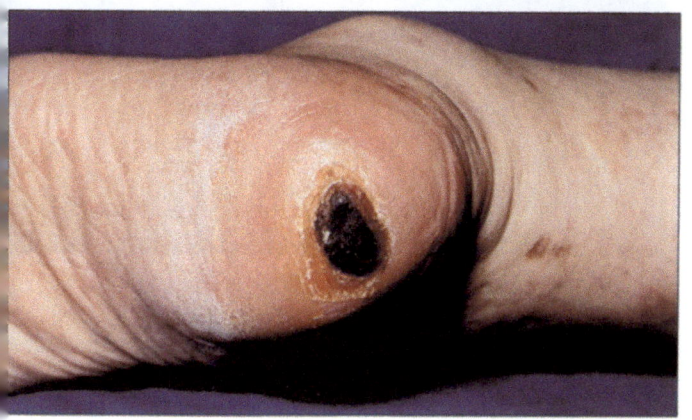

Abb. 33:
Gemischt neuroangiopathischer Fuß mit Drucknekrose bei einer Typ 2 Diabetikerin. Die Drucknekrose entstand durch unzureichende Lagerung bei längerfristiger Bettlägerigkeit.

- Arterielle periphere Durchblutungsstörung mit Entzündung:

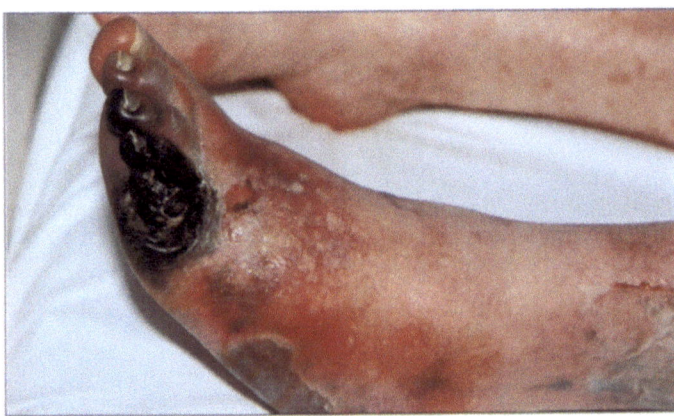

Abb. 34:
Entzündlich hyperämischer linker Fuß bei schwerer peripherer arterieller Verschlußkrankheit vom Unter- und Oberschenkeltyp mit Nekrosen der Zehen und plantarer Nekrose. Der 78jährige Diabetiker mit 23jähriger Typ 2 Diabetesanamnese verstarb an einer nicht beherrschbaren Sepsis.

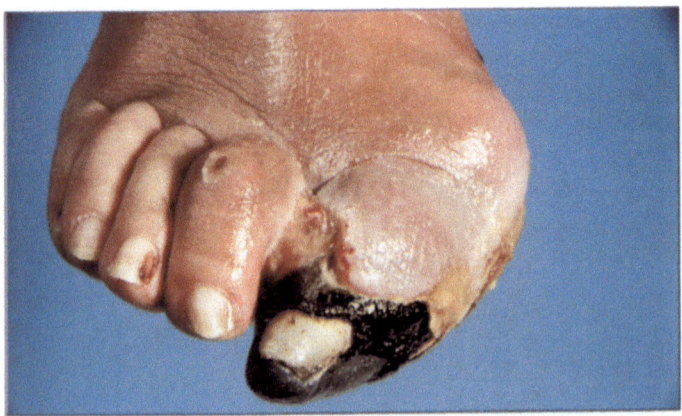

Abb. 36:
Typisch feuchte Gangrän der rechten Großzehe bei einer 76jährigen Diabetikerin. Bei Aufnahme war das Gangrän von Maden befallen.

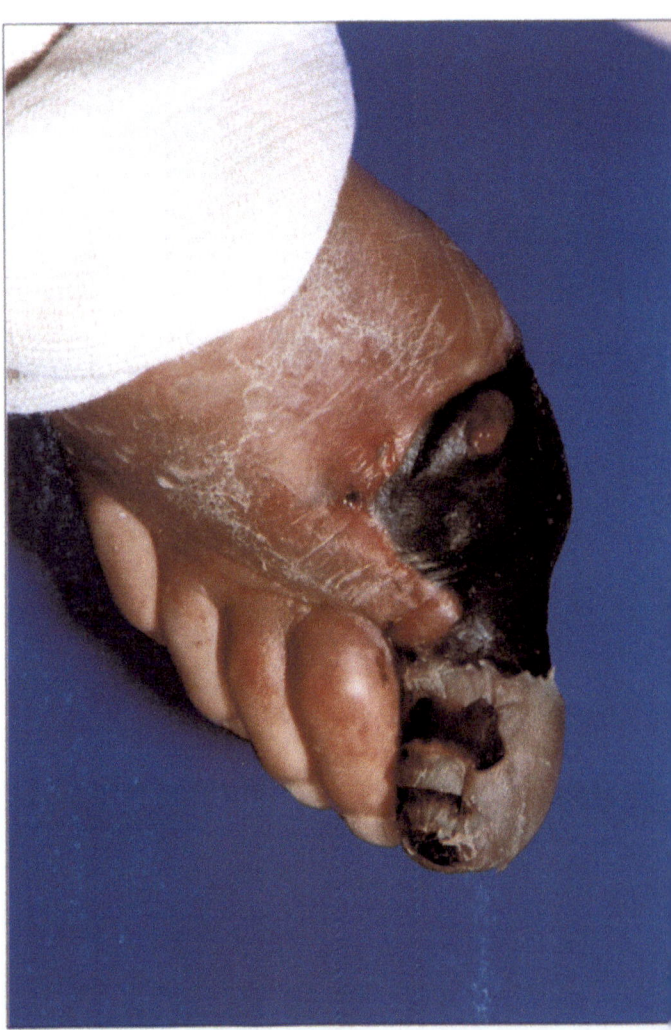

Abb. 35:
Zustand nach Nagelteilentfernung bei submukalem Abszeß und Ausbreitung einer nekrotisierenden Phlegmone. 66jährige Diabetikerin mit 19jähriger Diabetesanamnese mit Polyneuropathie und diffuser arterieller peripherer Verschlußkrankheit.

Arterielle periphere Durchblutungsstörung mit Entzündung

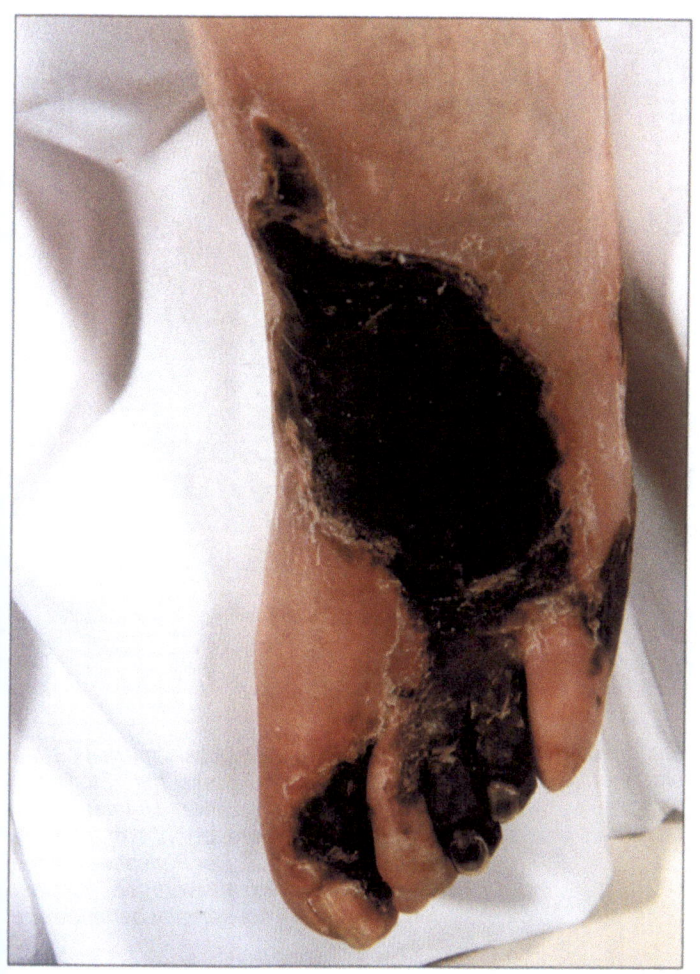

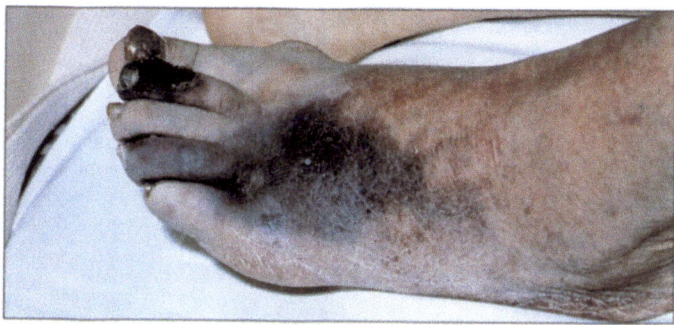

Abb. 38:
Konservativ behandelte Zehennekrose bei bekannter peripherer arterieller Verschlußkrankheit und Diabetes mellitus in einem auswärtigen Krankenhaus. Verlegung wegen aszendierender Entzündung und Nekrose.

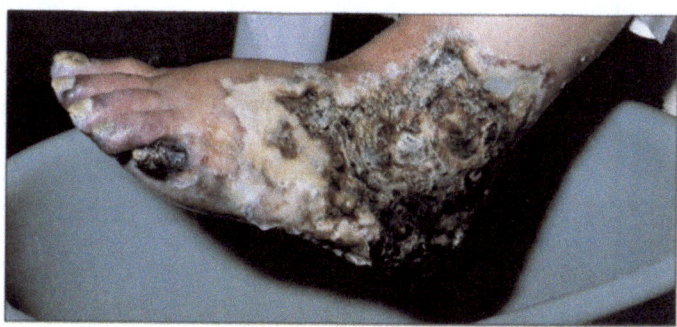

Abb. 39:
Ausgedehnte Fußnekrose bei nicht erkannter diffuser arterieller Verschlußkrankheit bei langjährigem Typ 2 Diabetes. Die Nekroseränder sind schmierig-eitrig belegt.

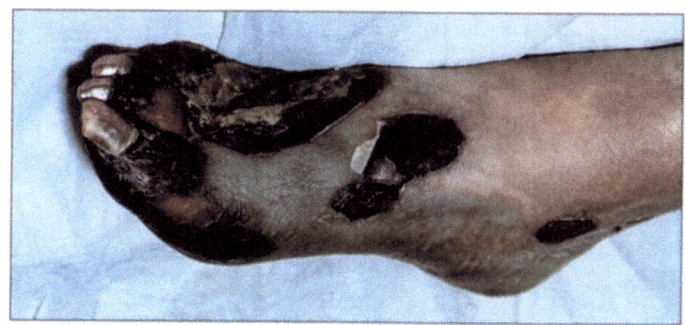

Abb. 37:
Schwere, nahezu komplette Fußnekrose des rechten Fußes bei chronischem Verschluß der Aorta abdominalis. 70jähriger Diabetiker mit 14jähriger Typ 2 Diabetesanamnese und erheblichem Nikotinabusus bis zum 65. Lebensjahr.

Abb. 40:
66jähriger Typ 2 Diabetiker mit rasch progredienter Nekrose bei arterieller Verschlußkrankheit vom Mehretagentyp. Neben dem langjährigen Diabetes mellitus bestand als weiterer Risikofaktor ein chronischer Nikotinabusus.

Arterielle periphere Durchblutungsstörung mit Entzündung

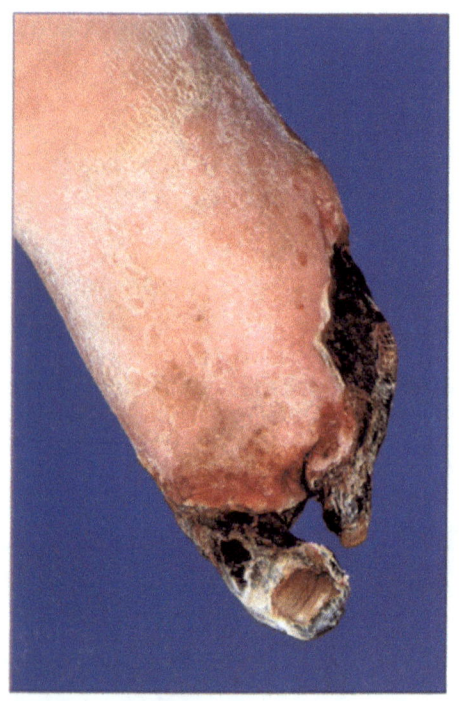

Abb. 41:
Zehenamputation links mit nachfolgender kompletter Fußnekrose. 75jähriger Typ 2 Diabetiker mit langjähriger unbefriedigender Stoffwechseleinstellung und chronischem Nikotinabusus bei ausgeprägter diffuser Stenosierung der Unter- und Oberschenkelarterien.

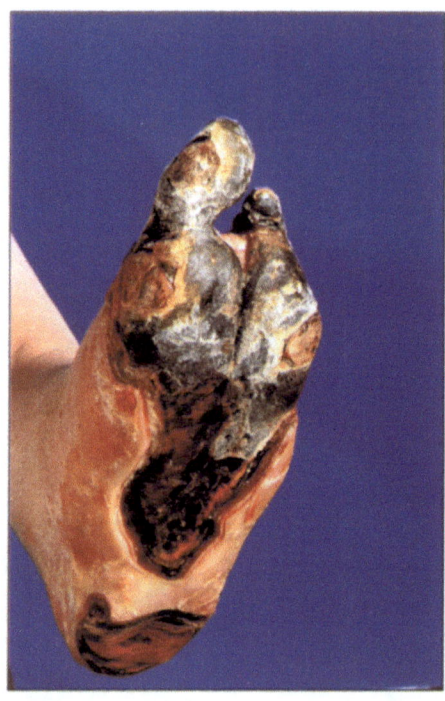

Abb. 42:
Plantaransicht des Fußes, die die Ausdehnung der Fußnekrose erkennen läßt.

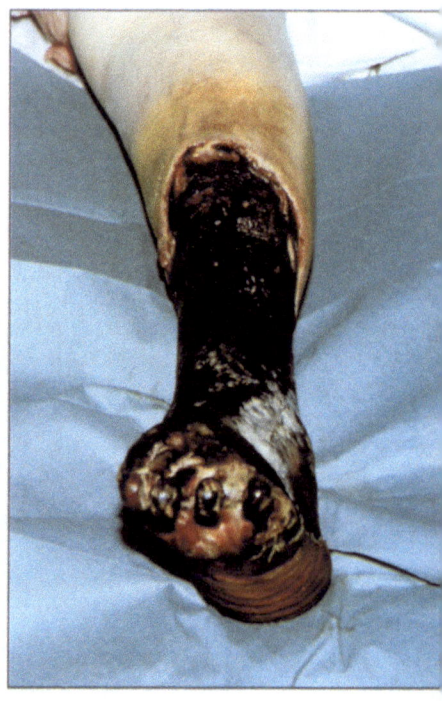

Abb. 43:
71jähriger Typ 2 Diabetiker mit seit 18 Jahren bekannter diabetischer Stoffwechsellage mit kompletter Unterschenkelnekrose bei schwerer peripherer arterieller Verschlußkrankheit. Der Patient wurde monatelang in einer auswärtigen dermatologischen Klinik konservativ behandelt.

- Embolie:

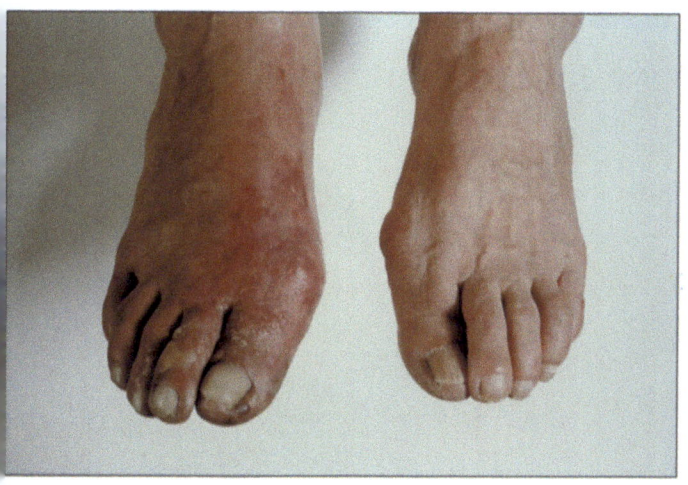

Abb. 44:
Seit 4 Tagen bestehender akuter embolischer Verschluß der A. femoralis rechts bei einem 76jährigen Diabetiker.

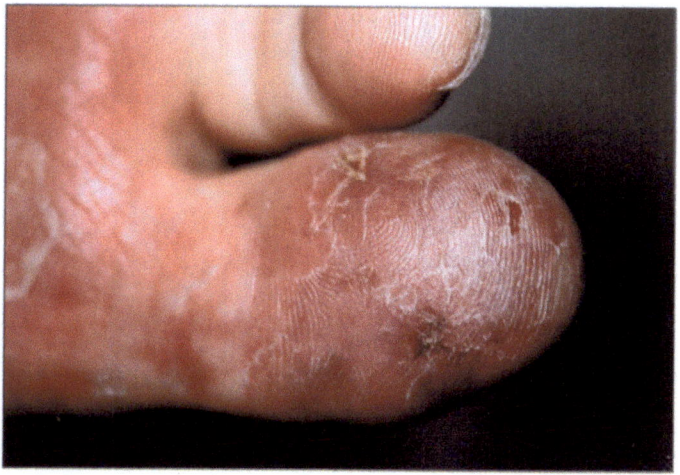

Abb. 45:
Akute Großzehenarterien-Embolie links bei diffuser Gefäßsklerose. 67jähriger Mann mit einem seit 11 Jahren bekannten Diabetes mellitus Typ 2, Hypertonie und Hyperlipoproteinämie.

- Falsche Behandlungen:

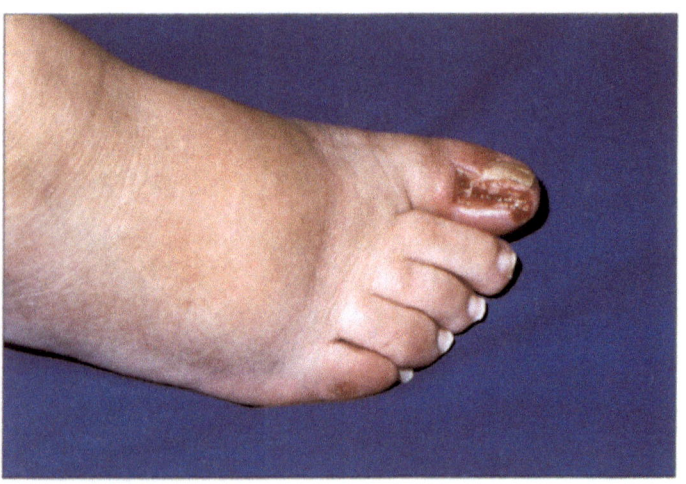

Abb. 46:
Zustand nach Emmet-Plastik bei eingewachsenem Großzehennagel rechts. Frühzeitige Fadenentfernung bei lokaler Infektion bei schlecht eingestellter diabetischer Stoffwechsellage.

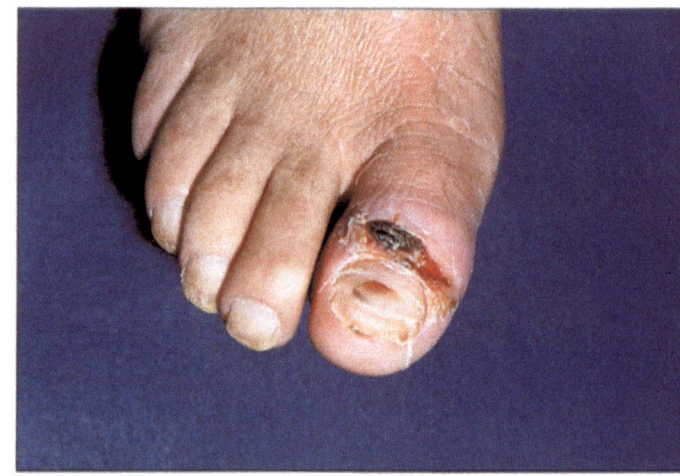

Abb. 47:
Nagelfalzverletzung durch falsche Fußpflege und Entwicklung einer schmerzhaften Nekrose.

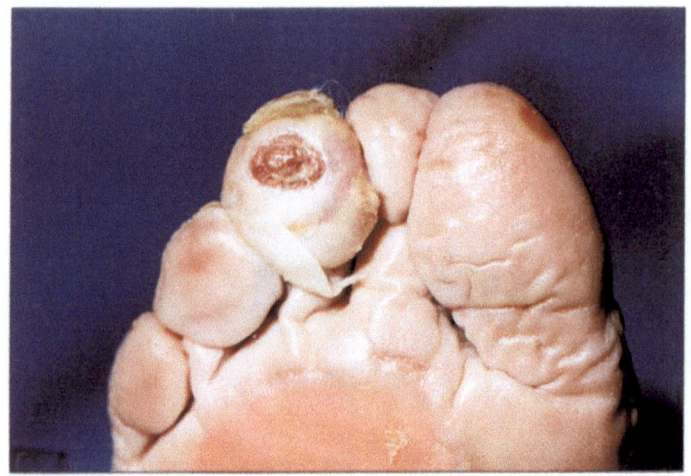

Abb. 48:
„Waschfrauenhaut" nach zu langem Fußbad mit Mazerierung und Hautablösung. Drucknekrose an der 3. Zehe rechts.

- **Operative Maßnahmen:**

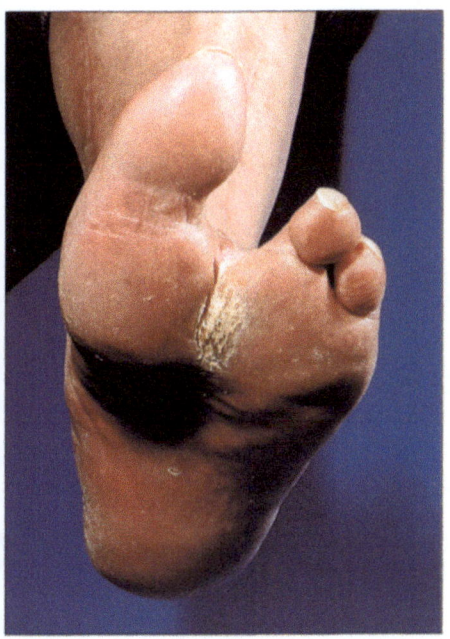

Abb. 49:
Zustand nach Strahlresektion der 2. und 3. Zehe rechts und Revaskularisation bei peripherer arterieller Verschlußkrankheit aufgrund eines langjährigenx Diabetes mellitus.

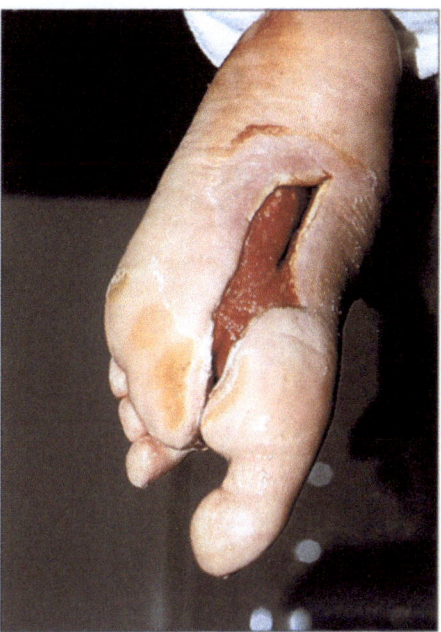

Abb. 50:
Strahlamputation der 2. Zehe rechts und Ausräumung einer Plantarphlegmone bei guter sekundärer Wundheilung. Man beachte die starke Hyperkeratose am Vorfußballen bei erheblicher chronischer Fehlbelastung.

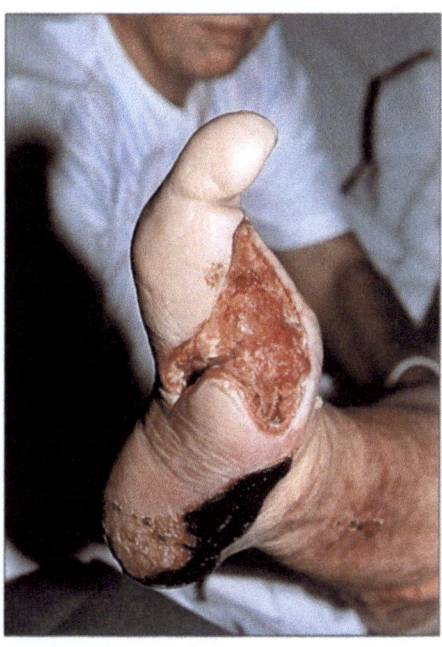

Abb. 51:
Zustand nach Amputation der 2.–5. Zehe rechts und Entlastung einer Plantarphlegmone. Ausgedehnte Nekrose am Außenknöchel.

Operative Maßnahmen

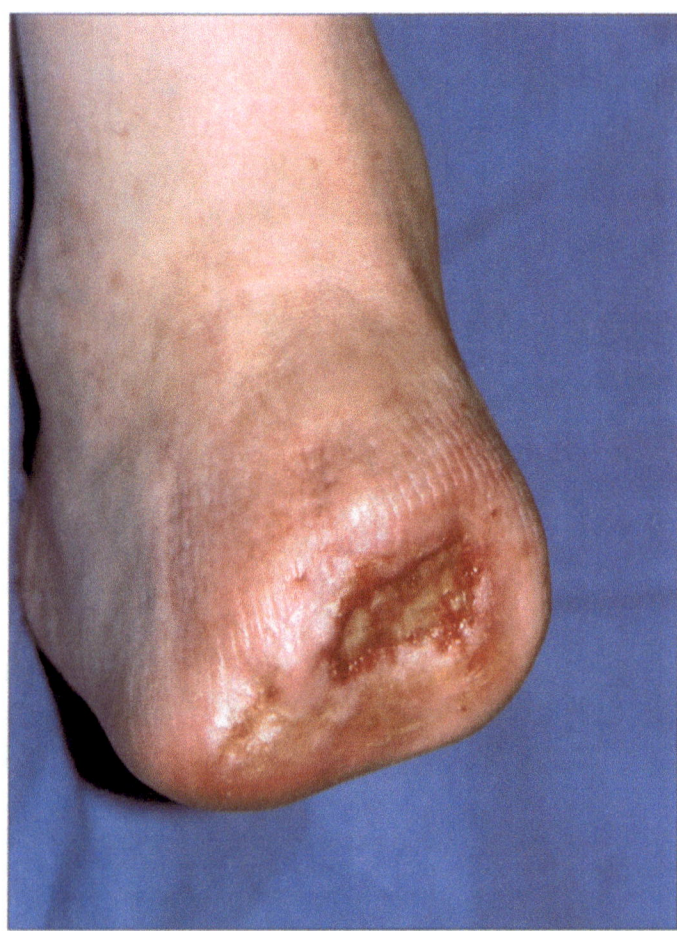

Abb. 52:
Nahezu abgeheilter Stumpf nach Mittelfußamputation.

Abb. 53:
a) 68jähriger Diabetiker mit Verschluß des Truncus tibiofibularis und Verschluß der A. tibialis anterior.
b) Kontrollangiographie nach PTA: Erfolgreiche Rekanalisierung mit deutlich verbesserter Flußrate.

Abb. 54:
a) Kompletter Verschluß der A. poplitea und aller Unterschenkelarterien bei langjährigem Diabetes mellitus.
b) Überbrückung der Verschlußstrecke durch einen Venenbypass von der A. poplitea auf die A. dorsalis pedis.

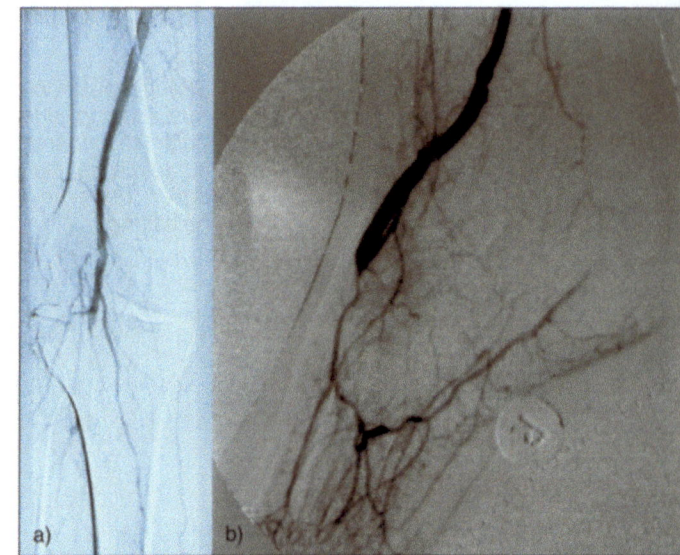

Operative Maßnahmen

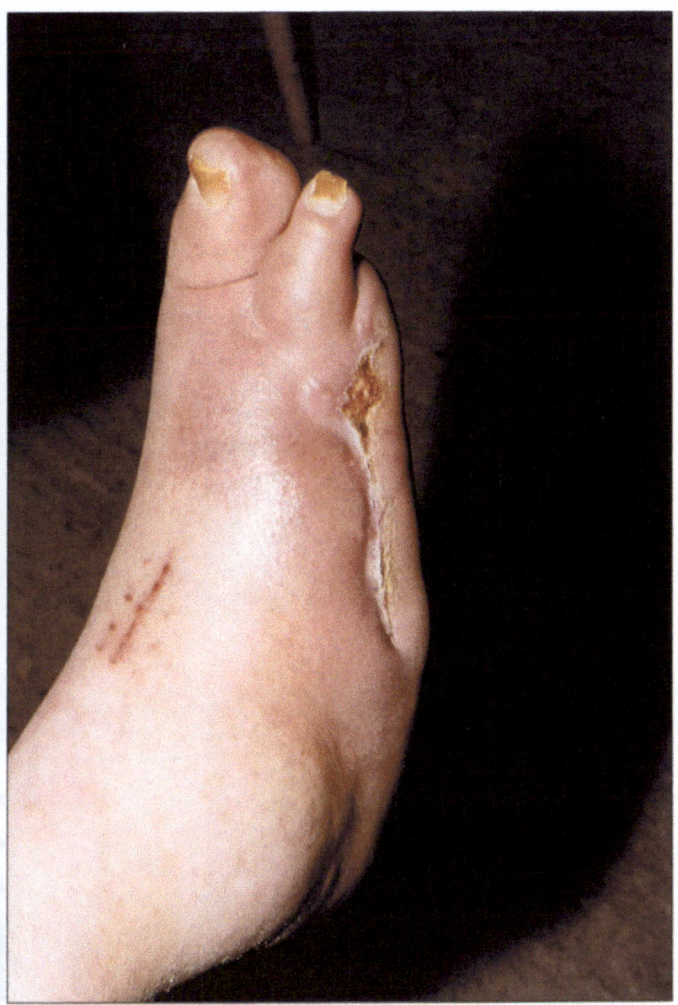

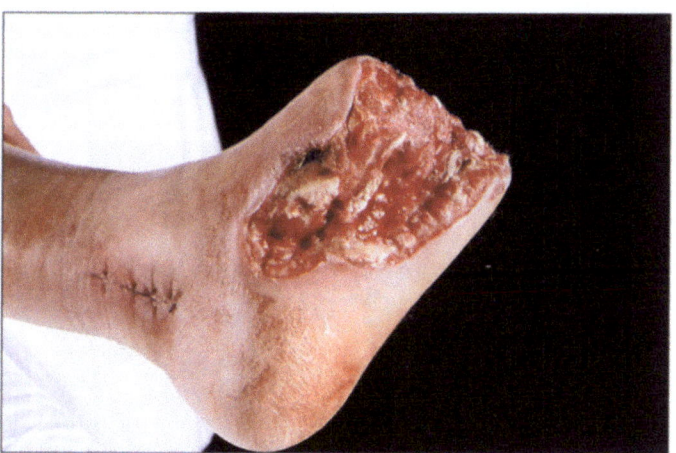

Abb. 56:
70jähriger Diabetiker mit Zustand nach Vorfußamputation und Bypass-Operation der A. tibialis posterior aufgrund einer schweren Vorfußgangrän bei arterieller Verschlußkrankheit.

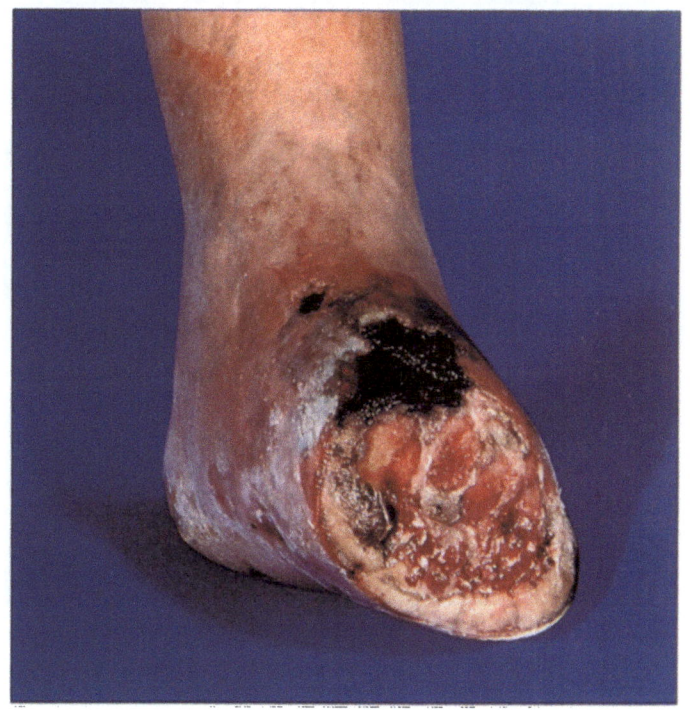

Abb. 55:
Endzustand nach limitierter Amputation und pedalem Bypass bei lateraler Fußgangrän. 64jährige Diabetikerin mit 17jähriger Diabetesanamnese.

Abb. 57:
79jährige Diabetikerin mit Zustand nach Mittelfußamputation bei peripherer arterieller Verschlußkrankheit vom Mehretagentyp mit Wundrandnekrosen.

- Orthopädische Schuhe:

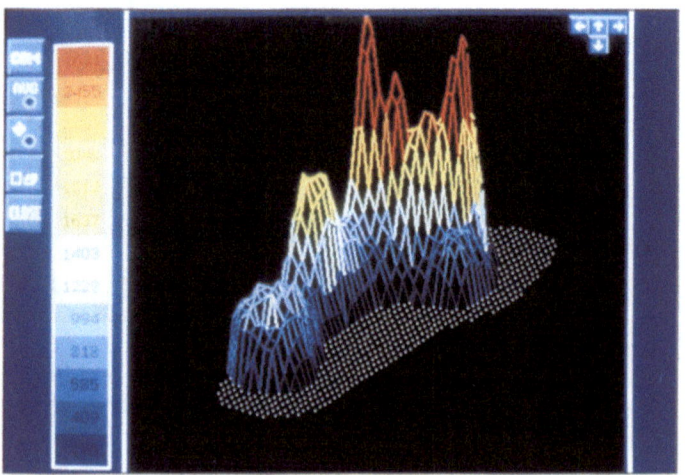

Abb. 58:
Beispiel eines Pedographiebildes mit erheblicher Druckbelastung des Vorfußes bei diabetischer Polyneuropathie.

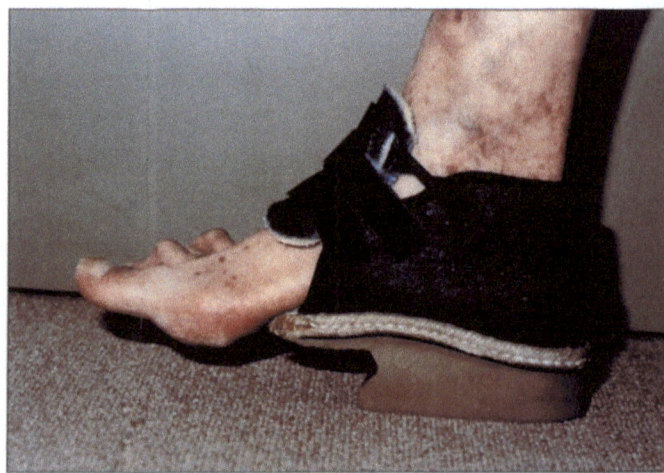

Abb. 59:
Vorfußentlastungsschuh.

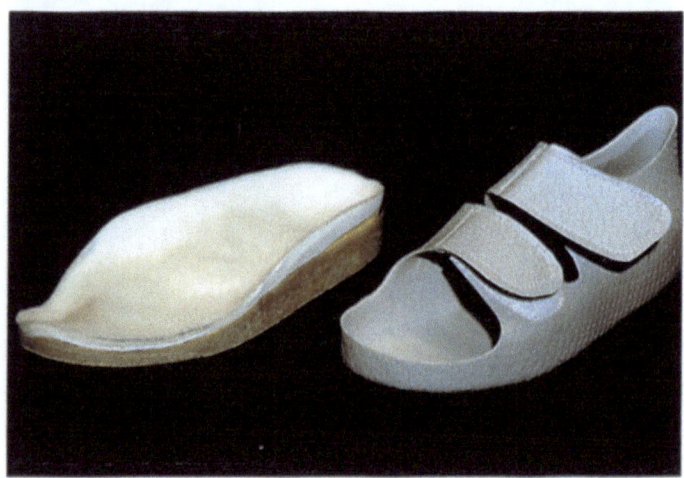

Abb. 60:
Beispiel eines Entlastungsschuhs mit entsprechend geformter Sohle.

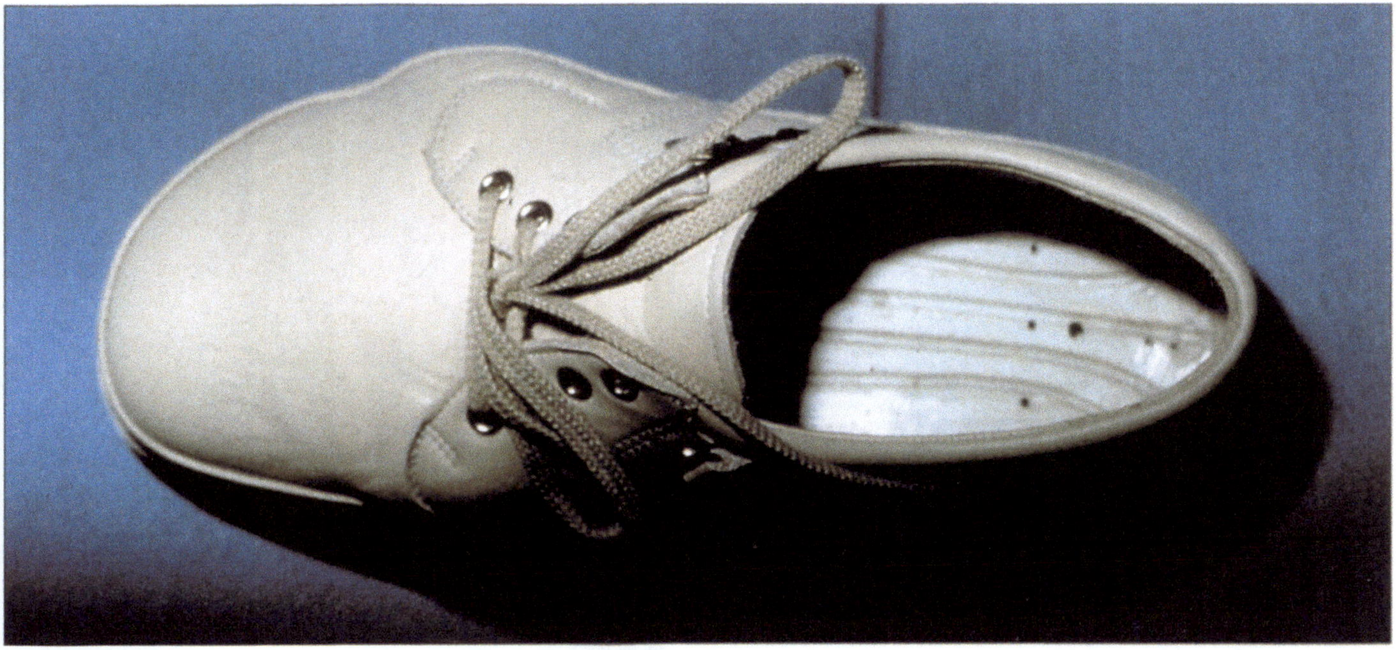

Orthopädische Schuhe

Abb. 61:
Orthopädisch richtig geformter Schuh mit breitem Fußbett und druckentlastender Sohle.

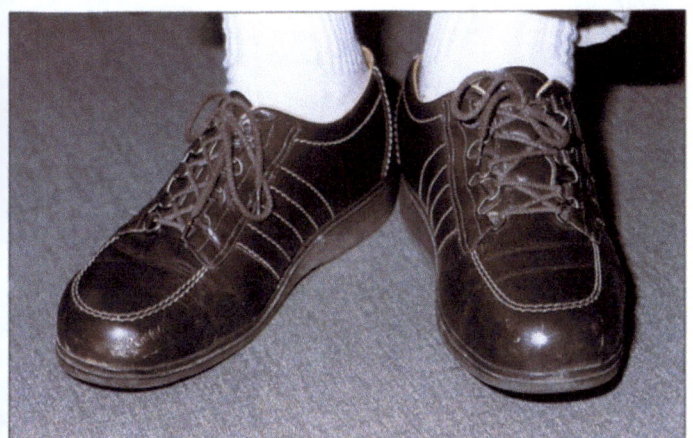

Abb. 62:
Angepaßter orthopädischer Schuh mit breitem Fußbett und festem Halt für den ganzen Fuß.

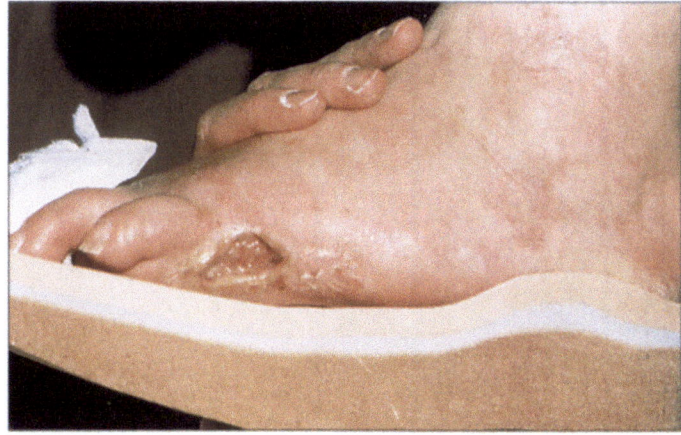

Abb. 63:
Beispiel einer richtig geformten Sohle für einen druckentlastenden Schuh.

Orthopädische Schuhe

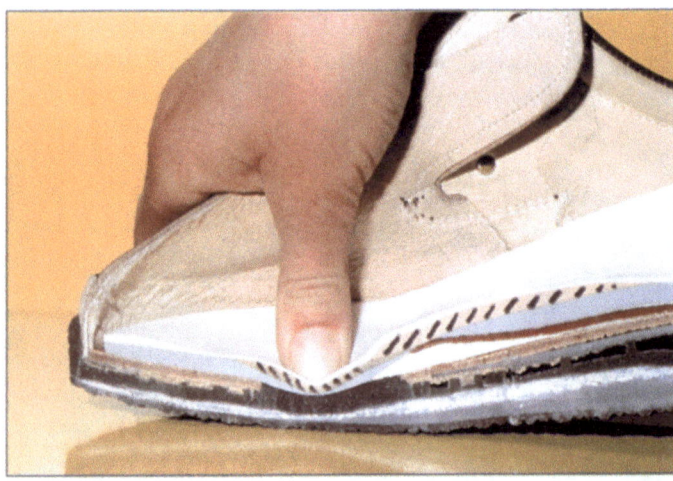

Abb. 64:
Querschnitt durch einen orthopädisch richtig aufgebauten Schuh mit druckaufnehmender Sohle.

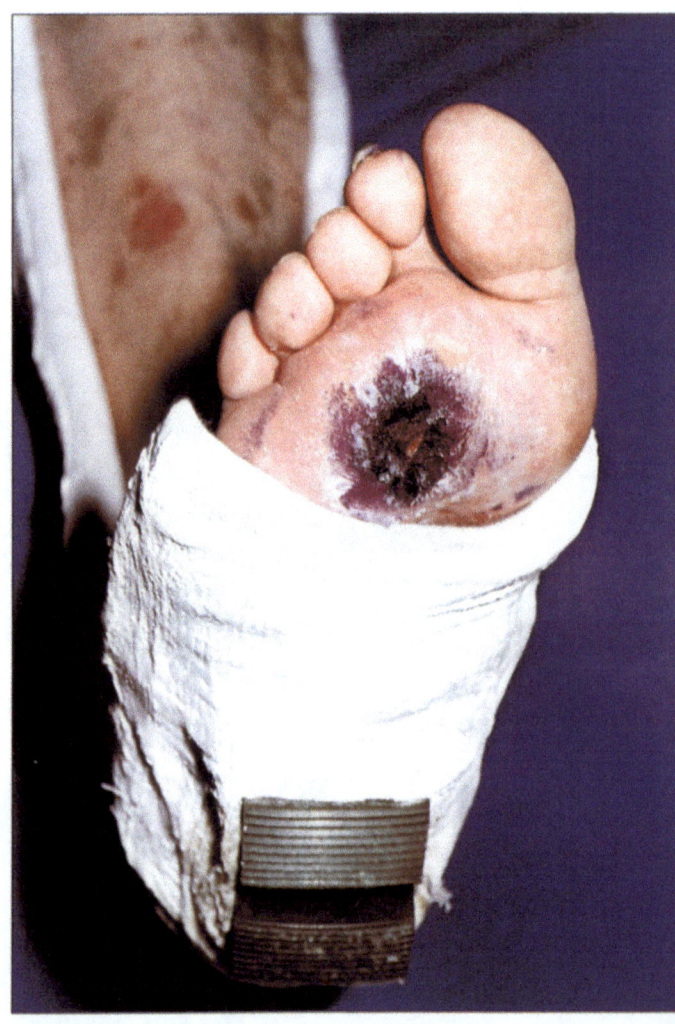

Abb. 65:
Vorfußentlastung durch eine Gipsschiene.

6. Vorbereitung und Behandlung von Wunden beim diabetischen Fuß

ACTISORB* 3 Silber-Aktivkohle-Auflage reinigt infizierte Wunden sicher und ohne Gefahr von Nebenwirkungen oder Resistenzentwicklung. Das antimikrobiell wirkende elementare Silber tötet Bakterien sicher ab.

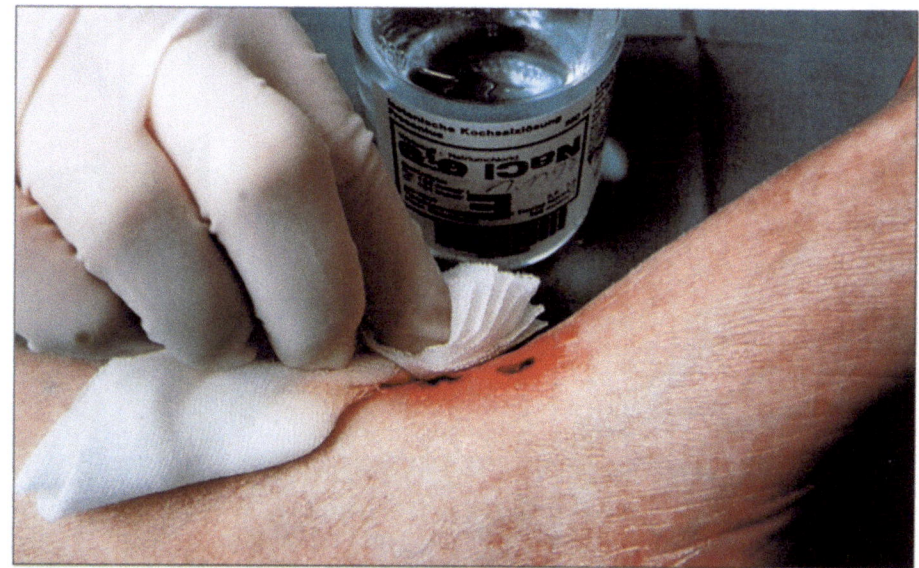

Abb. 66:
Vorbereitung der Wunde durch Abwaschen mit Ringer-Lösung.

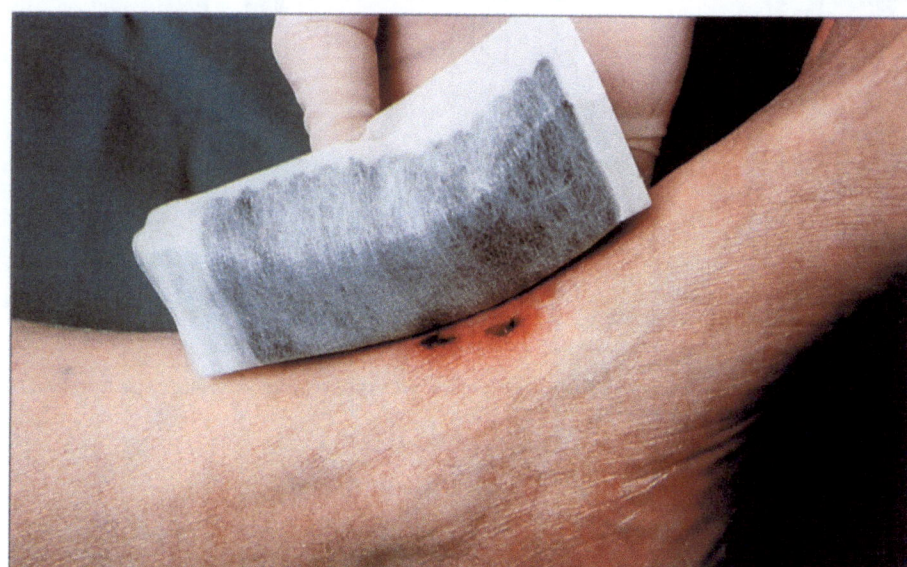

Abb. 67:
Auf die vorbereitete Wunde wird ACTISORB* 3 direkt aufgelegt und mit einem Sekundärverband abgedeckt. Je nach Exsudatmenge empfehlen sich reguläre Kompressen bei schwach bis mittel exsudierenden Wunden oder stark saugende Kompressen bei stark exsudierenden Wunden.

Vorbereitung und Behandlung von Wunden beim diabetischen Fuß

NU-GEL* Hydrogel mit Alginat ist besonders geeignet für eine schonende Auflösung von nekrotischem Gewebe und Fibrinbelägen. Die praktische Handhabung des Einmalspenders erlaubt eine absolut hygienische Applikation.

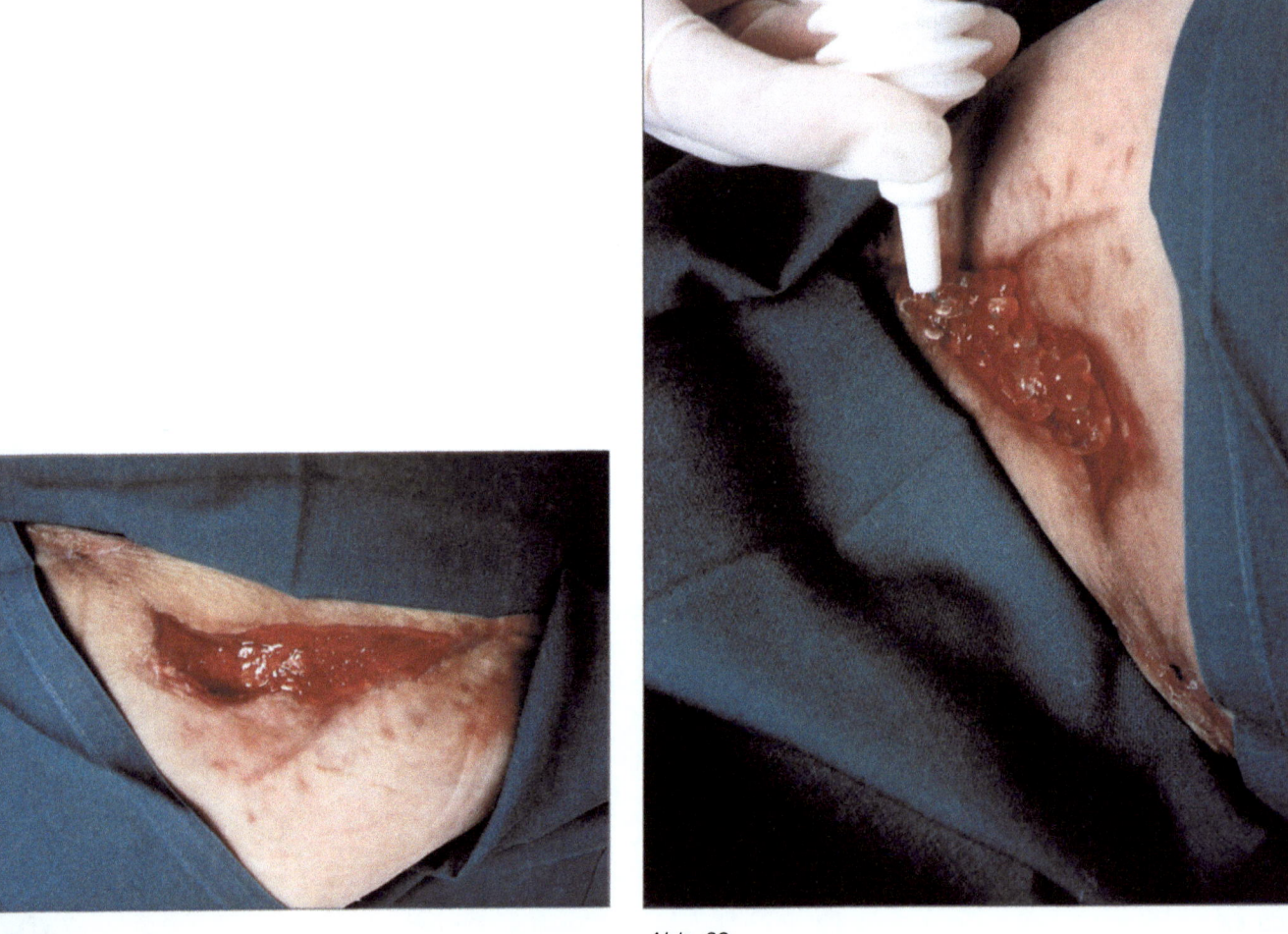

Abb. 68:
Vorbereitung der Wunde durch Ausspülung mit Ringer-Lösung.

Abb. 69:
Auftragen von NU-GEL* mit dem praktischen Einmalspender.

Vorbereitung und Behandlung von Wunden beim diabetischen Fuß

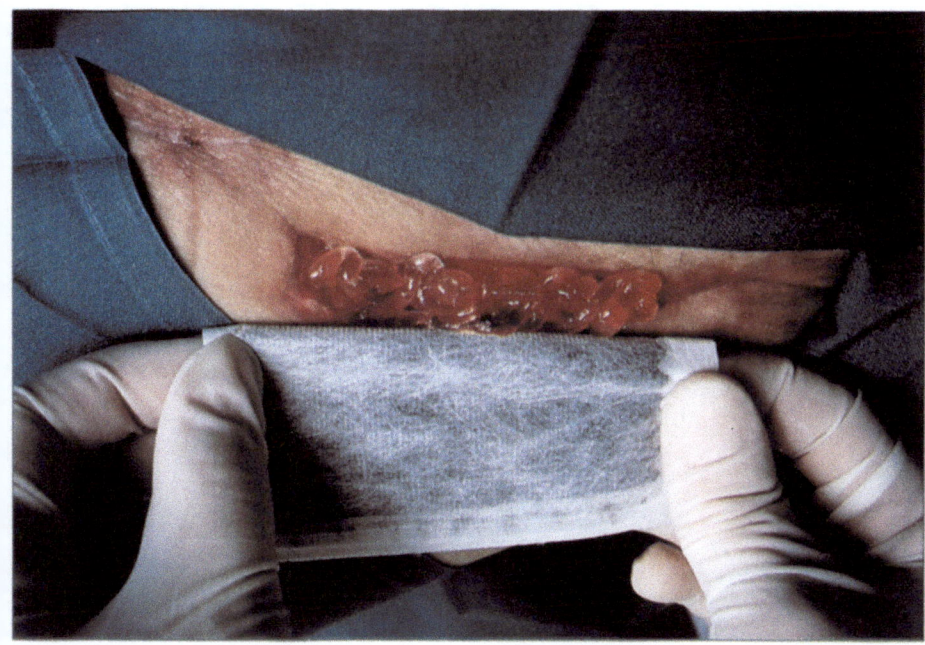

Abb. 70:
Zur Prophylaxe oder Beseitigung von Wundinfektionen kann NU-GEL* mit ACTISORB* 3 Silber-Aktivkohle-Auflage kombiniert werden.

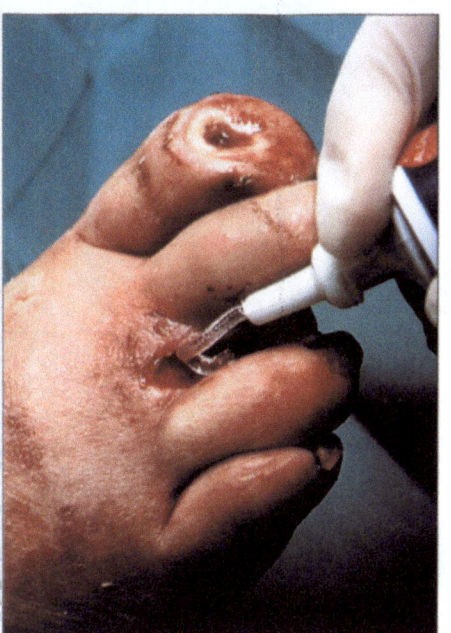 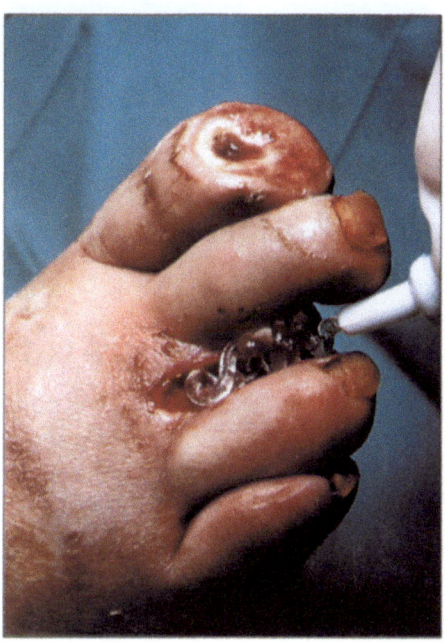

Abb. 71 / Abb. 72:
NU-GEL* ist besonders geeignet für schwer zugängliche, tiefe und zerklüftete Wunden, da der Spender eine genaue Aufbringung des Gels erlaubt. Je nach Exsudatmenge sollte mit einer regulären oder stark saugenden Kompresse sekundär abgedeckt werden.

ALGOSTERIL* Calciumalginat-Auflage bindet Wundexsudat und schafft auf diese Weise ein physiologisches Wundmilieu, das die Wundheilung fördert.

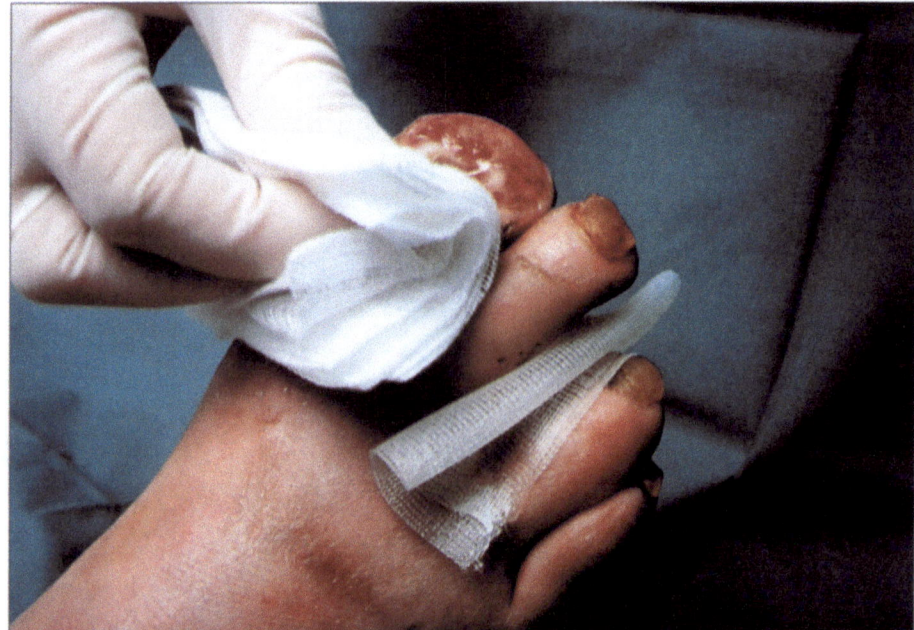

Abb. 73:
Sorgfältiges Reinigen der Wunde mit Ringer-Lösung.

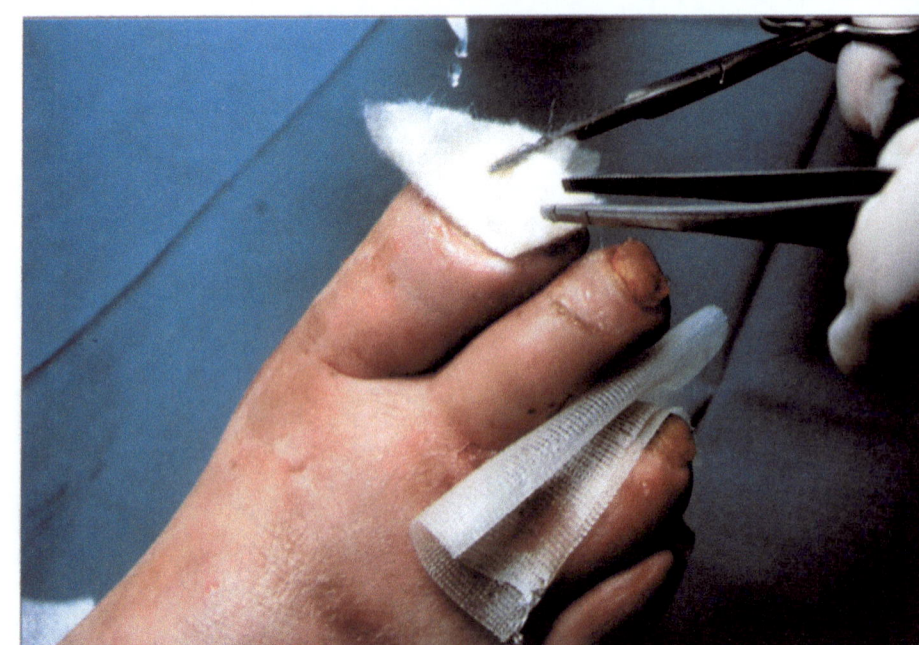

Abb. 74:
Auflegen von ALGOSTERIL* direkt auf die Wundoberfläche. Im Bedarfsfalle kann ALGOSTERIL* auf die benötigte Form zugeschnitten werden. Vor der Applikation oder nach Auflegen wird das Material mit Ringer-Lösung angefeuchtet. Die Sekundärabdeckung erfolgt mit einer geeigneten Kompresse und Fixiermaterial.

Vorbereitung und Behandlung von Wunden beim diabetischen Fuß

TIELLE* Packing ist ein Hydropolymerschaum und durch seine Formbarkeit und hohe Absorptionskapazität besonders zur Versorgung tiefer, exsudierender Wunden geeignet. Beim Verbandwechsel läßt sich TIELLE* Packing mühelos und ohne Rückstände entfernen.

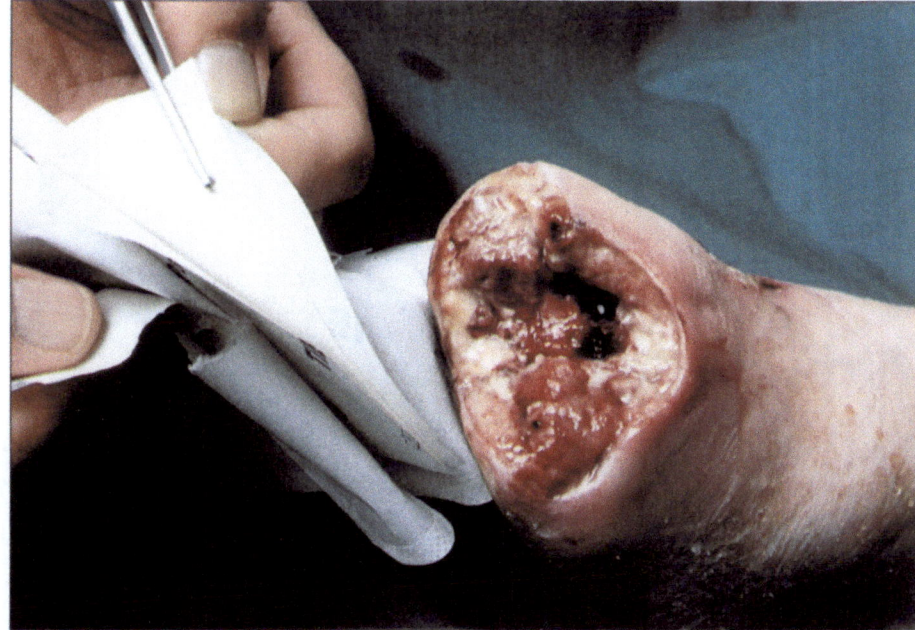

Abb. 75:
Nach Reinigung der Wunde mit Ringer-Lösung wird TIELLE* Packing aus der Schutzfolie entnommen und ggf. auf die erforderliche Größe zugeschnitten.

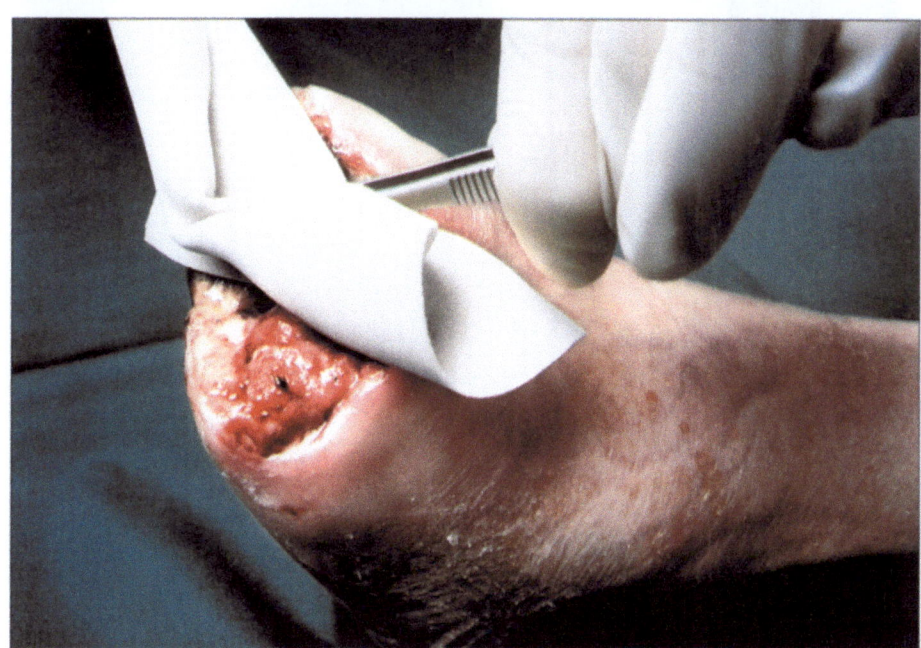

Abb. 76:
TIELLE* Packing wird direkt auf die Wundoberfläche aufgebracht.

Vorbereitung und Behandlung von Wunden beim diabetischen Fuß

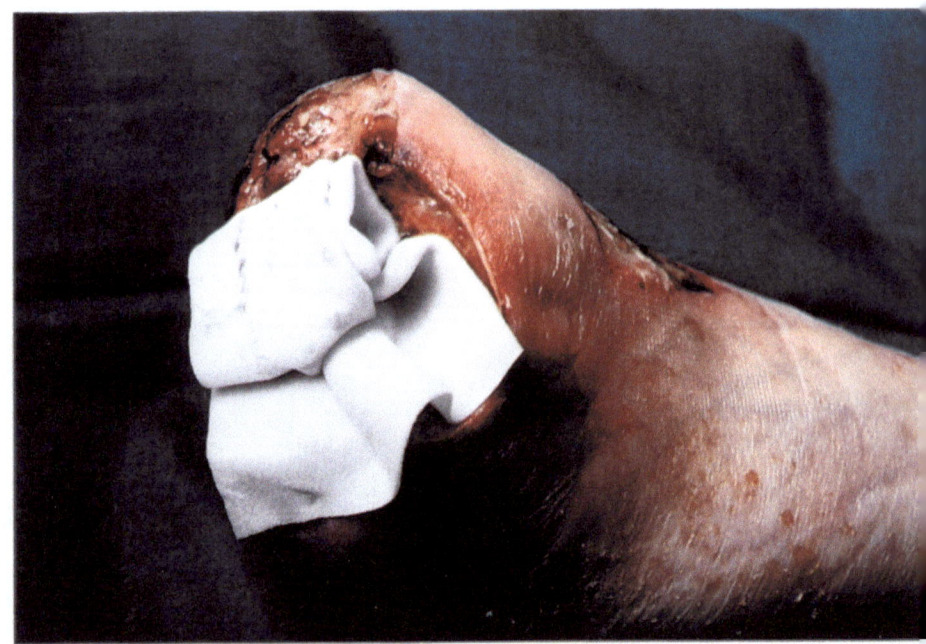

Abb. 77:
Das weiche elastische Material wird in die Wunde modelliert. Die Sekundärabdeckung erfolgt je nach Exsudatmenge mit regulären Kompressen oder Saugkompressen sowie Fixiermaterial.

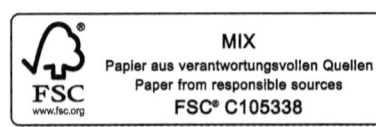

If you have any concerns about our products,
you can contact us on
ProductSafety@springernature.com

In case Publisher is established outside the EU,
the EU authorized representative is:
**Springer Nature Customer Service Center GmbH
Europaplatz 3, 69115 Heidelberg, Germany**

Printed by Libri Plureos GmbH
in Hamburg, Germany